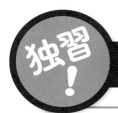

フローチャート式

デジタル脳波判読法

著
古谷博和
飛松省三

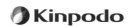

はじめに

　脳波と心電図を比較すると、多くの方にとっては心電図の方が馴染み深いものでしょう。脳も心臓もそれぞれの器官が機能を果たす上で電気的な興奮が重要な役割を果たしており、同じような機能障害が疾患を引き起こすことがあります。例えば心臓に起こる不整脈は、脳にとってのてんかん発作のようなものといえます。もちろんそれによって生じる臨床症状は全く異なりますが、「異常な電気的興奮が種々の臨床症状を起こす」という点では類似点が多いといえます。循環器科の先生には種々の専門分野があって、心電図を読むのが得意な先生、心臓の超音波検査が得意な先生、カテーテル検査や治療が得意な先生など様々な専門の方々がおられます。しかし、循環器系の臨床医で心電図が読めないという方はまずおられないでしょう。

　それと同じように、少なくとも中枢神経系を扱う脳神経内科医、脳神経外科医、精神科医、意識障害を扱う救急医などが脳波を読めないということはありえないはずです。しかしながら、脳波に対して苦手意識を持っておられる脳神経系の医師はかなり存在します。中には「脳波は読んだこともないし読みたくもない」「専門家に任せておけば読む必要はない」などという方もおられます。脳波判読に対して苦手意識のある方に、そういった意識を払拭してもらいたいと思い、「脳波は脳の心電図」というキャッチコピーをつけてみました。

　長年臨床医をやっていますと本当に脳波は脳の心電図という気がしますし、もっと気軽に検査をして、オーダーした人が人任せでなく自分でも読むようになることが、人間にとって重要な器官である中枢神経系の診療のために必要不可欠だと思います。ただ、心電図は初心者でも独学で習得することは可能ですが、脳波はなかなか独学での習得は難しく、できれば脳波判読に慣れている人が実際に判読している様子を見学することがスキルアップのためには重要です。このため初心者にとって脳波判読に足を踏み入れるには高いハードルがあることも事実です。そこで本書では、そういった苦手意識を少しでも払拭するために、いくつかの試みを導入してみました。フローチャートによるステップバイステップの判読がその一つです。

　脳波をただの波形分析として捉えると複雑で判読できません。脳機能のダイナミックスを知るには、最小限度のことを頭に入れておくと楽しく脳波を読めるようになります。あまり細かいことにとらわれず、「脳波は脳の心電図」と思って、脳波判読のポイントをフローチャート式にしてみたのが、本書の狙いです。波形を見て、少しでもステップバイステップで脳波を読み解けるように解説しました。このために脳波のモンタージュは主として基準電極導出法と、縦の双極導出法、横の双極導出法の三つに限定しています。本書で特にモンタージュの図が出ていない場合は、この順番で提示されています。

　さらに脳波の判読会で学生さんや研修医の先生方から提示された質問を、「良い爺（EEG）さんの Q&A」として最後に記載しました。なかなか質問しにくい素朴な質問を中心に載せていますので、参考にしていただけましたら幸いです。

本書を読んで、脳波判読を自分でやってみようという医療従事者が少しでも増えてくれることを願っています。

2024 年 12 月

古谷　博和

飛松　省三

特設サイトについて

● 本書では、QR コードを読み込むことで、第 3 章「応用（実際の脳波の判読）」の正常脳波、軽度異常脳波、中等度異常脳波、高度異常脳波など 8 つの動画を閲覧することができます。
● 動画の閲覧方法は以下の通りです。

動画の閲覧方法
記載の URL を入力するか、QR コードで特設サイトにアクセスしてください。
https://www.kinpodo-pub.co.jp/brain-wave/

パスワード：奥付黒枠内、シール下に記載しております

その他の閲覧方法
● 本書内では、個々の動画の QR コードも配置しています。
● 閲覧方法は、上記の手順と同じです。
● 該当頁の QR コードからは、対応する動画をすぐに閲覧することができます。

※閲覧環境について（2024 年 12 月時点）
● 以下の環境で閲覧できることを確認しておりますが、お使いの端末環境によっては閲覧できない可能性もございます。

Windows：11
Macintosh：14.5
Android：14
iOS：18.1.1

● インターネットへの接続環境によっては画面が乱れる場合がございますので、あらかじめご了承ください。
● ブラウザは最新バージョンにアップデートしてください。
● 本サービスは図書館などの館外貸し出しを目的とする施設では利用できません。

目次 contents

はじめに —— ii

略語一覧表 —— x

第 *1* 章　総論

■ 脳波と画像の関係 —— 2

■ 脳波の基本的知識 —— 5

- I. 脳波の発生機序 —— 5
- II. 正常脳波 —— 6

■ 脳波の導出法 —— 7

- I. 電極の配置 —— 7
- II. 電位の検出 —— 7
- III. 導出法と電位分布 —— 8

  基準電極導出（referential derivation）—— 11
  双極導出（bipolar derivation）—— 12
  平均電位基準（average potential reference：AV）法 —— 12
  脳波の局在決定 —— 12

- IV. 脳波判読でよく使われる用語 —— 15

  活動（activity）—— 15
  律動、律動的（rhythm, rhythmic）—— 15
  覚醒度（vigilance）—— 15
  同期的／非同期的（synchronous /asynchronous）—— 15
  間欠的／非間欠的（持続的）／周期的〔intermittent /continuous（persistent）/ periodic〕—— 15
  反応性（reactivity）—— 16
  稀に（rarely）、時に（occasionally）、しばしば（frequently）—— 16
  優位律動（dominant rhythm）—— 16
  背景活動（background activity）—— 16
  モンタージュ（montage）—— 16
  突発波／突発的異常波（paroxysmal waves）—— 17
  非突発性異常（nonparoxysmal abnormality）—— 17
  マッピング（mapping）—— 17

- Ⅴ．脳波判読を始める前に ——————————————— 18
  - 脳波検査を行う前に必要な指示 —— **18**
  - 脳波判読結果の記録 —— **18**
- Ⅵ．具体的なマッピングのやり方 —————————— 18
  - 優位律動（α波）のマッピング —— **19**
  - 鋭波や徐波のマッピング —— **21**

■ 脳波の賦活法 ———————————————————————— 23
- Ⅰ．種々の賦活法 ——————————————————————— 23
- Ⅱ．過呼吸（hyperventilation）————————————— 25
- Ⅲ．光刺激（photic stimulation）—————————— 29
- Ⅳ．音刺激 ——————————————————————————— 30
- Ⅴ．痛み刺激 ————————————————————————— 30
- Ⅵ．睡眠賦活（sleep activation）————————— 32

■ 睡眠脳波 ———————————————————————————— 33
- Ⅰ．成人の睡眠脳波 ————————————————————— 33
- Ⅱ．第 1 期（入眠期、N1）————————————————— 37
- Ⅲ．第 2 期（軽睡眠期、N2）——————————————— 37
- Ⅳ．第 3 期、第 4 期（深睡眠期、N3）——————— 37
- Ⅴ．レム（REM）睡眠 ——————————————————— 37

第 2 章　各論

■ 背景活動の判読 —————————————————————— 40
- Ⅰ．背景活動の判読 ————————————————————— 40
- Ⅱ．意識障害や覚醒度低下の判定 ————————— 48
  - 軽度脳症 —— **48**
  - 中等度脳症 —— **49**
  - 重度脳症 —— **49**
  - 脳症に特徴的な脳波所見 —— **50**
  - 周期性脳波パターン —— **54**
- Ⅲ．アーチファクトの判別 ——————————————— 60
  - 体動 —— **60**
  - 眼球運動 —— **60**

v

筋電図 —— 61
心電図 —— 61
外部からの交流の影響 —— 62
電極の不具合 —— 63

- Ⅳ．背景活動の判定 —————————————————————— 63

■ 非突発性異常 ————————————————————————— 65

- Ⅰ．非突発性異常の大雑把な判読 ————————————————— 66
- Ⅱ．徐波の判読 ——————————————————————————— 68

異常徐波の出現形式 —— 68
全般的出現と局在的出現 —— 69
異常な徐波が比較的広範に出現する場合〔持続性多形性δ活動（PPDA）〕
—— 69
異常な徐波が比較的局在的に出現する場合〔前頭部間欠性律動性δ活動（FIRDA）〕
—— 72
異常な徐波が局在的に出現する場合〔側頭部間欠性律動性δ活動（TIRDA）〕
—— 74

- Ⅲ．代表的な徐波の判読（間欠的律動的徐波）————————————— 77

前頭部間欠性律動性δ活動（FIRDA）—— 77
側頭部間欠性律動性δ活動（TIRDA）—— 77
後頭部間欠性律動性δ活動（OIRDA）—— 77
持続性多形性δ活動（PPDA）—— 79

■ 突発性異常 —————————————————————————————— 80

- Ⅰ．てんかん発作と脳波 ————————————————————————— 85
- Ⅱ．てんかん焦点の決定 ————————————————————————— 86
- Ⅲ．正常亜型（normal variants）の判定 ——————————————— 86

小鋭棘波（small sharp spikes: SSS）—— 87
14 & 6 Hz 陽性棘波（14 & 6 Hz positive spikes）—— 89
6 Hz 棘徐波（6 Hz spike and wave）—— 89
律動性中側頭部放電（rhythmic mid-temporal discharges: RMTD）—— 91
ブリーチリズム（breach rhythm）—— 92
成人潜在性律動性脳波発射〔subclinical rhythmic electrographic (theta) discharges of adults: SREDA〕—— 94
ウィケット棘波（wicket spikes）—— 96
後頭部陽性鋭一過波（positive occipital sharp transients of sleep: POSTS）—— 98

- Ⅳ．てんかんの発作型と脳波の関係〔てんかん新分類（2017）〕—— 99

発作間欠期（interictal）—— 100
発作時（ictal）—— 103

発作終了後（postictal）—— 103
てんかん発作の実際の経過 —— 103

- **V．てんかん焦点の決定** —— 111
  位相逆転による電位の局在の決定 —— 111
  耳朶の活性化と end of chain 現象 —— 113
  総合判定 —— 116

第3章　応用（実際の脳波の判読）／動画付

■ 正常脳波 —— 118
- Ⅰ．背景活動の判読 —— 118
- Ⅱ．過呼吸賦活 —— 121
- Ⅲ．睡眠脳波 —— 123
- Ⅳ．光刺激 —— 127
- Ⅴ．総合判定 —— 128
- Ⅵ．臨床との相関 —— 130

■ 軽度異常脳波 —— 131
- Ⅰ．背景活動の判読 —— 131
- Ⅱ．過呼吸賦活 —— 134
- Ⅲ．睡眠脳波 —— 138
- Ⅳ．光刺激 —— 141
- Ⅴ．総合判定 —— 143
- Ⅵ．臨床との相関 —— 145

■ 中等度異常脳波（その1） —— 146
- Ⅰ．背景活動の判読 —— 146
- Ⅱ．過呼吸賦活 —— 150
- Ⅲ．睡眠脳波 —— 152
- Ⅳ．光刺激 —— 153
- Ⅴ．総合判定 —— 154
- Ⅵ．臨床との相関 —— 157

■ 中等度異常脳波（その2） —— 159
- Ⅰ．背景活動の判読 —— 159
- Ⅱ．過呼吸賦活 —— 163

- III．睡眠脳波 170
- IV．光刺激 172
- V．総合判定 173
- VI．臨床所見との相関 178

■ 中等度異常脳波（その3） 181
- I．背景活動の判読 181
- II．過呼吸賦活 185
- III．睡眠脳波 191
- IV．光刺激 195
- V．総合判定 197
- VI．臨床との相関 201

■ 中等度異常脳波（その4） 202
- I．背景活動の判読 202
- II．過呼吸賦活 208
- III．睡眠脳波 212
- IV．光刺激 214
- V．総合判定 216
- VI．臨床との相関 219

■ 高度異常脳波（その1） 221
- I．背景活動の判読 221
- II．音刺激 223
- III．痛み刺激 224
- IV．光刺激 226
- V．総合判定 227
- VI．臨床との相関 229

■ 高度異常脳波（その2） 232
- I．背景活動の判読 232
- II．音刺激 234
- III．痛み刺激 235
- IV．光刺激 237
- V．総合判定 238
- VI．臨床との相関 240

第 *4* 章　良い爺〔いいじい（EEG)〕さんのQ＆A

Q1：なぜ、判定に時間とテクニックが必要な双極導出法で判読しなければならないのですか？ ── 244

Q2：それでは、双極導出法だけで脳波を判読すれば、基準電極導出法は不要ということになりませんか？ ── 245

Q3：脳波の判読技術をスキルアップするためには、どうすれば良いでしょうか？ ── 245

Q4：脳波を丁寧に見ていると、結構突発性異常のような波をたくさん見つけてしまい、全部の脳波が異常に見えてきてしまいます。どのように判定すればいいのでしょうか？ ── 245

Q5：「健常者でもてんかん型の異常が出る」といわれると、ますますわからなくなってきました。いったいどこまでが正常で、どこまでが病的なのでしょうか？ ── 246

Q6：てんかん発作の診断で、脳波所見と臨床所見の二つを兼ね合わせて考えるというのは、どういう意味でしょうか？ ── 246

Q7：「てんかん発作を起こした人すべてに脳波異常が見られるわけではない」とのことですが、これは、どういう病態を意味しているのですか？ ── 247

Q8：それでは FIAS はどのような症状を呈する症例で疑い、どのように検査を行って確定診断すれば良いのですか？ ── 248

Q9：高齢初発の FIAS は認知症と間違われやすいとのことですが、どのような臨床所見や脳波所見に注意して診察していけば良いのでしょうか？ ── 248

Q10：意識レベルが低下している患者さんの診察を頼まれることが多いのですが、ベッドサイドで刺激を与えて反応を見ても、この患者さんが「意識障害」なのか、「傾眠状態」なのか、「正常の睡眠で深睡眠の状態」なのか迷うことがよくあります。どうやって鑑別すれば良いのでしょうか？ ── 249

Q11：実際に意識障害の患者さんを診ていて困ることは、「この患者さんは今後良くなるのか、悪くなるのか。良くなった場合でも脳の機能に後遺症が残らないのか」などといった質問を、主治医や患者さんの家族から浴びせられることです。脳波検査も含めてどのように対処すれば良いのでしょうか？ ── 249

Q12：認知症や軽微な意識障害の鑑別に脳波が有用とのことですが、それでは高次脳機能障害の鑑別に脳波は有用でしょうか？ ── 250

Q13：End of chain 現象という言葉がよく出てきますが、これについてもう少し詳しく説明してください。 ── 250

Q14：「耳朶の活性化」という言葉がよく出てきますが、これはどういうことですか？ ── 251

参考文献 ── 255
索引 ── 257
おわりに／謝辞 ── 266
著者プロフィール ── 268

略語一覧表（記載順）

日本語表記	英語表記	略語
焦点起始両側強直間代発作	focal to bilateral tonic-clonic seizure	FBTCS
焦点意識減損発作	focal impaired awareness seizure	FIAS
複雑部分発作	complex partial seizure	CPS
一側性周期性放電	lateralized periodic discharges	LPDs
周期性一側性てんかん型発射	periodic lateralized epileptiform discharges	PLEDs
両側独立性周期性放電	bilateral independent periodic discharges	BIPDs
両側性独立性周期性一側性てんかん型発射	bilateral independent periodic lateralized epileptiform discharges	BIPLEDs
周期性同期性放電	periodic synchronous discharges	PSD
短周期性全般性放電	periodic short-interval diffuse discharges	PSIDDs
長周期性全般性放電	periodic long-interval diffuse discharges	PLIDDs
全般性周期性放電	generalized periodic discharges	GPDs
高域遮断フィルタ	high-cut filter	HF
低域遮断フィルタ	low-cut filter	LF
小鋭棘波	small sharp spikes	SSS
前頭部間欠性律動性δ活動	frontal intermittent rhythmic delta activity	FIRDA
持続性多形性δ活動	persistent polymorphic delta activity	PPDA
側頭部間欠性律動性δ活動	temporal intermittent rhythmic delta activity	TIRDA
後頭部間欠性律動性δ活動	occipital intermittent rhythmic delta activity	OIRDA
律動性中側頭部放電	rhythmic mid-temporal discharges	RMTD
成人潜在性律動性脳波発射	subclinical rhythmic electrographic (theta) discharges of adults	SREDA
後頭部陽性鋭一過波	positive occipital sharp transients of sleep	POSTS
頭蓋頂鋭一過波	vertex sharp transient	VST
眼球彷徨	roving eye movement	—
K複合	K complex	—

第1章

総論

第 1 章 総論

脳波と画像の関係

　脳波異常は脳CTやMRIに反映されないなど、画像の異常をうまく説明できないとよくいわれます。本当にそうでしょうか。画像の異常と脳波所見は相関しますし、画像に現れない器質的異常を機能的異常として心電図のように写し出してくれます。そこで、脳波と画像所見が一致するポジティブ例とネガティブ例を提示します。ポジティブ例からは脳波の診断能の高さがわかります。一方、ネガティブ例からは、画像に出ない機能的異常を「見える化」していることがわかります。そういったポジティブかネガティブかをわかるようにするのが、本書のフローチャート方式です。以下、典型例を呈示します（図1-1）。

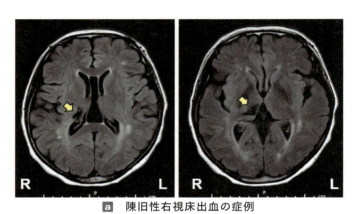

a 陳旧性右視床出血の症例

b A-aの脳波：安静閉眼時（横の双極導出法）

図1-1-A

脳波と画像の関係

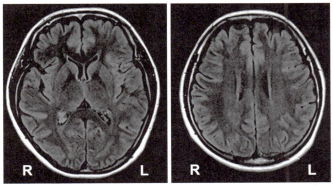

a 焦点起始両側強直間代発作（FBTCS、旧 二次性全般化発作）の症例

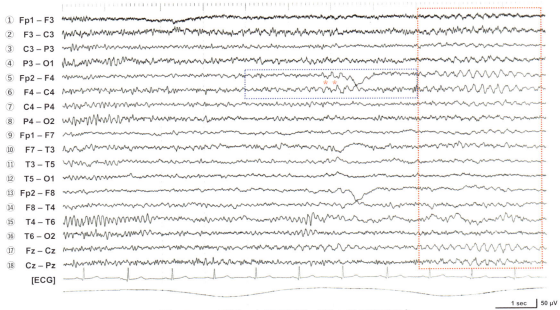

b B-aの脳波：安静閉眼時（縦の双極導出法）
図1-1-B

図1-1 脳波と画像の関係
A：60歳、女性。右視床出血の後、左手足が突っ張る発作が起こるようになり稀に気を失う。(**a**) 頭部MRI FLAIR画像。右視床部に低信号吸収域があり、陳旧性の脳出血部位を示している（矢印）。(**b**) 横の双極導出法での記録。θ帯域の活動がT3-C3（⑨）、C3-Cz（⑩）、Cz-C4（⑪）、C4-T4（⑫）の誘導で明瞭に出現し、位相の逆転が起こっている(*)。この活動は4〜5秒ほど続いた後（青点線四角）、δ活動が広がっている（赤点線四角）。
B：28歳、女性。大きな声を上げて意識を失い倒れるといった発作が時に起こる。(**a**) 頭部MRI FLAIR画像。大きな異常は見られない。(**b**) 縦の双極導出法での記録。Fp2-F4（⑤）、F4-C4（⑥）の誘導で位相の逆転が見られる(*)。この活動が4秒ほど継続した後（青点線四角）、δ帯域の活動が両側前頭部優位に出現している（赤点線四角）。

図1-1-Aは陳旧性右視床出血の症例です。頭部MRI画像を見ると、右視床に陳旧性視床出血痕（**図1-1-A-a**の矢印）があります。脳波（**図1-1-A-b**）では、青点線四角で囲んだ部分に位相の逆転が見られ(*)、やや右寄り中心部（Cz-C4）のあたりから出現した徐波活動が広がっていると考えられます。つまり、画像で局在病変がポジティブかつ、脳波でもその部位の機能低下を裏付けるポジティブ例です。

図1-1-Bは焦点起始両側強直間代発作（focal to bilateral tonic-clonic seizure: FBTCS、旧 二次性全般化発作）の症例です。画像では局在病変はありません（ネガティブ）。脳波（図1-1-B-b）では、青点線四角で囲った（F4）電極で位相の逆転があり(*)、ここから出現した徐波活動が4秒ほど続いた後、赤点線四角で示す領域のように両側前頭部優位に徐波活動が広がっています（ポジティブ）。つまり、この症例では神経画像検査に異常が見られないのに、電気生理学的には局在性の異常が広がる病態が生じていることがわかります。もちろん大脳半球全体に異常脳波が波及すれば、多くの場合、臨床的に強直間代性のけいれん発作が起こりますから、誰の目にも大脳皮質にてんかん性異常放電が広がっていることは理解できます。しかし、異常放電が全般化してもごく短時間だった場合、一側半球にしか進展しなかった場合、局在的な異常だけで全般化しない場合には、頭部 MRI や CT 画像で異常がないからといって「異常所見はありません」と診断してしまうと、大きな誤りを犯すことになりかねません。

　また、遷延化する意識障害の症例などでは脳波検査が欠かせません。神経画像検査、脳波検査などの電気生理検査、病歴、神経学的所見のデータを総合的に診断する必要があります。

　なお、図1-1-A・B の脳波の読み方の詳細は、本章（→P.18「具体的なマッピングのやり方」）以降を参照してください。

第1章 総論

脳波の基本的知識

　本書は脳波の基礎理論や神経生理、病理などについて解説するものではありませんので、それらについて知りたい方は参考文献を参考にしてください（→P.255）。とはいえ、脳波の判読を行うための最低限の知識は必要です。それらについて、以下に簡明に解説します。

I．脳波の発生機序

　脳波はニューロンの電気活動を反映していますが、それぞれのニューロンがてんでばらばらに活動していれば、電場電位は相殺されて、全く記録されなくなります。脳波の発生源は視床非特殊核のインパルスにより大脳皮質V層にある大錐体細胞にシナプス後電位が生じ、それを記録したものです。電気的には深部の細胞体と表層の尖端樹状突起とで電流双極子（current dipole）を形成し、多数の錐体細胞が同期して生じる電場変化（興奮性シナプス後電位と抑制性シナプス後電位の総和）を記録したものです（図1-2）[1,2]。

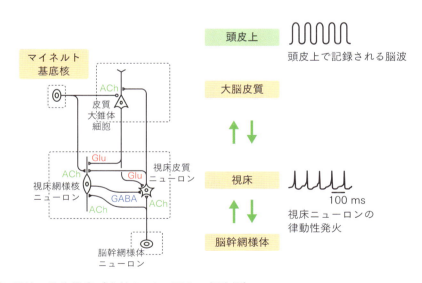

図1-2 脳波の発生機序（文献1・2の図を一部改編）
視床ニューロンの膜電位水準は覚醒レベルを調整する脳幹網様体ニューロンの活動性によって制御され、それが大脳皮質に伝わり、頭皮上で記録される様子を示す（神経伝達物質の略称　ACh: アセチルコリン、Glu: グルタミン酸、GABA: ガンマ-アミノ酪酸）。

脳波は 10 Hz 前後の α 波を代表とする律動性（音楽のようなリズム）を呈します。このリズムは視床で形成されますが、視床が脳幹網様体の影響を受けるため、脳波は覚醒・睡眠状態や意識レベルによって変化します。意識の維持には中脳にある上部脳幹網様体、視床非特殊核、広汎視床投射系からなる上行性網様体賦活系が重要な働きをしています（図1-2）。脳波律動の周波数は視床ニューロンの膜電位に依存しており、脱分極状態では速波（β）帯域、中等度の過分極状態では睡眠紡錘波、深い過分極ではデルタ（δ）波帯域の周波数を呈します。このように視床ニューロンの膜電位水準は、覚醒レベルを調整する脳幹網様体ニューロンの活動性によって制御されていて、病的状態であっても大脳皮質や視床、その他の脳構造のニューロン機能障害によって変化します。

II. 正常脳波

　大脳皮質の錐体細胞と視床皮質ニューロン間には相互の線維連絡（反響回路）があり、皮質大錐体細胞に投射する視床皮質ニューロンには視床網様核ニューロンから GABA を伝達物質とする抑制性入力が送られます。皮質大錐体細胞からは軸索側枝が視床皮質ニューロンおよび視床網様核ニューロンに延びてグルタミン酸を伝達物質とする興奮性投射があります。また、視床皮質ニューロンは視床網様核ニューロンへ軸索側枝を出して興奮性入力を送っており、この回路には脳幹（中脳・橋）網様体によってアセチルコリンを伝達物質とする活動性制御が行われています。つまり、脳幹網様体ニューロンからは視床皮質ニューロンへは興奮性、視床網様核ニューロンへは抑制性の制御が行われていることになります[2]（図1-2）。

　次に、正常の脳波測定で見られる波形について解説します。

　α 波は 8〜13 Hz の周波数で安静・覚醒・閉眼状態で健常者後頭部優位に出現し、脳波の中で最も重要ともいえる成分です。振幅は個人差が大きいのですが、およそ 50 μV 前後です。

　徐波は α 波より周波数が低い成分で、δ 波（0.5〜3 Hz）と θ 波（4〜7 Hz）に分けられます。この二つの波は、覚醒状態にある健常者の安静閉眼時にはほとんど出現しません。生理的には幼小児の脳波、成人の睡眠時の脳波に見られます（→P.48「意識障害や覚醒度低下の判定」参照）。病的状態としては、てんかん発作、脳腫瘍、脳血管障害などの器質性脳疾患、意識障害、脳症・脳炎など様々な脳機能障害の際に出現します（→P.65「非突発性異常の判定」、P.80「突発性異常の判定」参照）。

　速波は α 波よりも周波数が速い波を総括したもので、β 波（14〜30 Hz）と γ 波（30 Hz 以上）がありますが、通常の脳波判読で解析の対象になるのは β 波までです。β 波の振幅はおよそ 20 μV くらいであり、50 μV 以上大きい場合に異常と見なされます。速波は正常人の覚醒時に見られるほか、入眠時、薬物使用時にも見られ、病的な状態としてはアルコール中毒、薬物中毒、精神発達遅滞、頭部外傷後、大きな脳外科手術後などにも見られます[3]。

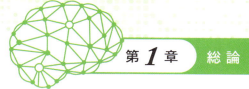

第1章 総論

脳波の導出法

I. 電極の配置

電極の配置には「国際10-20法」と呼ばれる国際的な取り決めがあります。電極配置と、電極と大脳の解剖学的位置との関連については 図1-3 に示す通りです[1]。

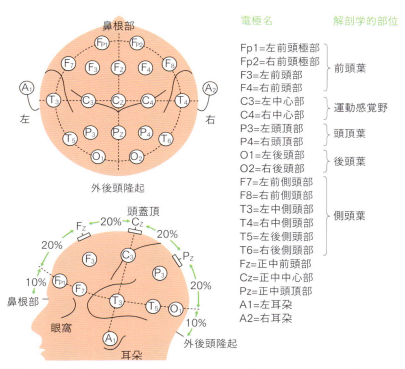

図1-3 標準的な電極配置法（10-20法）、電極名および解剖学的対応部位[1]

II. 電位の検出

脳波は二つの電極間の電位差を記録しているものですが、国際的な取り決めに従って、上向きの波形の振れが陰性、下向きの波形の振れが陽性を意味しています。これは脳波だけではなく、心電図、筋電図、誘発電位などすべてで統一されています。ここでいう上向き、下向きのことを「極性」といいますが、極性は電位差（差分）を見ているので、相対的なものであることを覚えておいてください（ 図1-4 ）。

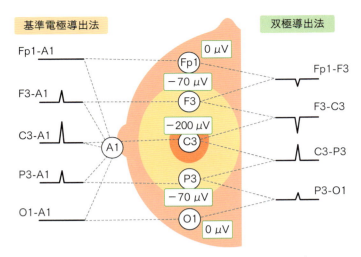

図1-4 基準電極導出法の電位分布と双極導出法における位相逆転[1)]

III. 導出法と電位分布

　脳波計のチャネル数に応じた電極の組み合わせのパターンを「導出法」と呼びます。脳波のモンタージュには「基準電極導出」と「双極導出」がありますが、それぞれに長所と欠点があります。また、施設によって脳波モンタージュが異なります（ 図1-5 ）。本書では、高知大学のモンタージュに従って脳波所見を解説します（ 図1-5-A 、 表1-1 ）。

脳波の導出法

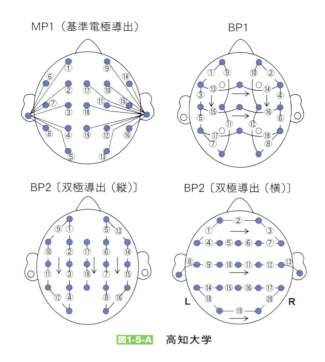

図1-5-A　高知大学

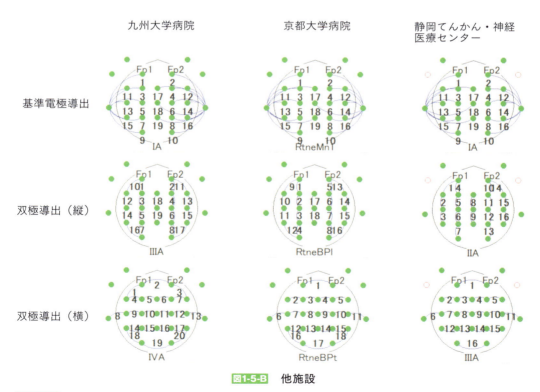

図1-5-B　他施設

図1-5　脳波のモンタージュの一例
高知大学（A）や他施設（B）で用いられている一つの基準電極導出法（MP1）と三つの双極導出法（BP1、BP2、BP3）のモンタージュを示す。

表1-1 　脳波のモンタージュのチャンネル番号と電極との関係（高知大学）

チャンネル番号	MP1（耳朶電極基準）	BP1	BP2	BP3	正中中心部（Cz）基準（図2-34-D 参照）
①	Fp1 – A1	Fp1 – F7	Fp1 – F3	F7 – Fp1	Fp1 – Cz
②	F3 – A1	Fp2 – F8	F3 – C3	Fp1 – Fp2	Fp2 – Cz
③	C3 – A1	F7 – T3	C3 – P3	Fp2 – F8	F3 – Cz
④	P3 – A1	F8 – T4	P3 – O1	F7 – F3	F4 – Cz
⑤	O1 – A1	T3 – T5	Fp2 – F4	F3 – Fz	C3 – Cz
⑥	F7 – A1	T4 – T6	F4 – C4	Fz – F4	C4 – Cz
⑦	T3 – A1	T5 – O1	C4 – P4	F4 – F8	P3 – Cz
⑧	T5 – A1	T6 – O2	P4 – O2	A1 – T3	P4 – Cz
⑨	Fp2 – A2	Fp1 – C3	Fp1 – F7	T3 – C3	O1 – Cz
⑩	F4 – A2	Fp2 – C4	F7 – T3	C3 – Cz	O2 – Cz
⑪	C4 – A2	C3 – O1	T3 – T5	Cz – C4	F7 – Cz
⑫	P4 – A2	C4 – O2	T5 – O1	C4 – T4	F8 – Cz
⑬	O2 – A2	F7 – Fz	Fp2 – F8	T4 – A2	T3 – Cz
⑭	F8 – A2	Fz – F8	F8 – T4	T5 – P3	T4 – Cz
⑮	T4 – A2	T3 – Cz	T4 – T6	P3 – Pz	T5 – Cz
⑯	T6 – A2	Cz – T4	T6 – O2	Pz – P4	T6 – Cz
⑰	Fz – A2	T5 – Pz	Fz – Cz	P4 – T6	Fz – Cz
⑱	Cz – A2	Pz – T6	Cz – Pz	T5 – O1	Pz – Cz
⑲	Pz – A2	–	–	O1 – O2	A1 – Cz
⑳	–	–	–	O2 – T6	A2 – Cz

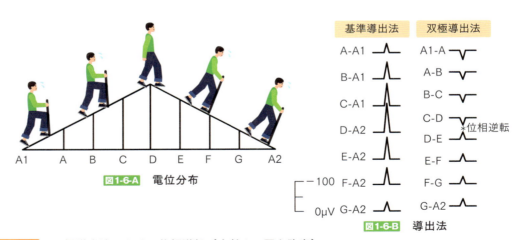

図1-6-A 電位分布

図1-6-B 導出法

図1-6 　双極導出法における位相逆転（文献1の図を改変）

基準電極導出法と双極導出法での電位分布の推定法を、山の高さと登山者に例えて示した。この場合図左で電極Dにてんかん性の電場電位が－100 μVで出現したとする（つまり－100 μVが山の高さになっている）。基準電極導出法では耳朶電極（A1、A2）を基準にしているので、電位が即、電位の大きさ（山の高さ）を表しており、（D）が一番高い。双極導出法の場合、電位の位相が逆転したところ（D）(*)が一番高い電位を示すことになる。この場合、基準電極導出法より双極導出法の方が、振幅が小さくなることに注意してほしい。

脳波の導出法

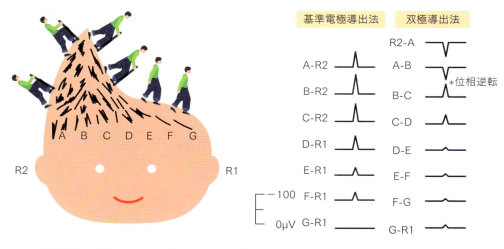

図1-7-A 仮想の電位分布による局在性異常のモンタージュによる見え方の違い

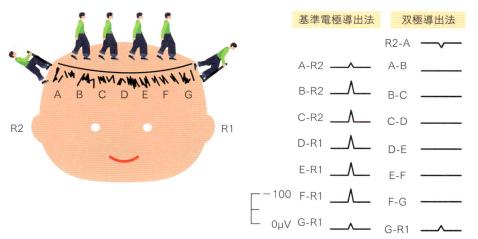

図1-7-B 仮想の電位分布による局在性異常と全般性異常の波形の見え方の違い

図1-7 仮想の電位分布による局在性異常のモンタージュによる波形の見え方の違い

脳電位の大きさを山の高さに例えて、それぞれ基準電極導出法と双極導出法でどのように見えるかを示した。
A：局所的に電位の高い部分がある場合。図1-6に示したように位相逆転のある部分で電位が最大であることがわかる。
B：異常なてんかん性放電が、片方の大脳半球や脳全体から出現している場合。電位が基準電極（この場合R1、R2）に波及していなければ、全部の電極に高い電位が出現する基準電極導出法の方が異常な電位を見い出しやすい。これに対して双極導出法では、ちょうど高原に登る登山者のように、高原に登るところ（R2-A）と下るところ（G-R1）で電位差が検出されるが、電場電位の高い高原の部分では電位差が十分に検出できない。
注：この図はわかりやすく簡便化したもので、通常全般てんかんやびまん性脳症では、このように電位分布が等電位になることはきわめて稀で、電場は通常前後方向か左右方向に必ず最大点が生じる。

■ 基準電極導出（referential derivation）

耳朶（耳たぶ）を基準の電極として、それぞれの電極の電位を記録するものです。全般性の異常、脳波の左右差、半球性の異常を検出しやすいという特徴があります。耳朶には脳波がないという観点から「単極導出」とも呼ばれます。しかし、耳朶の電位は必ずしも0μVではなく、正確な電位を示さないことがよくあります（→P.113「耳朶の活性化とend of chain

現象」参照）。特に位置的に側頭葉に近いため、側頭葉てんかんや最近臨床的に問題となっている高齢初発の FIAS（focal impaired awaweness seizure；旧・複雑部位発作［CPS］）ではしばしば異常脳波の検出が困難なことがあります。従って基準電極導出と呼ぶのが正しい考え方です。双極導出に比べて、理屈が非常に単純で（電位の高いところが脳の異常電気活動が高い）、全般性のけいれん発作などの異常波検出はわかりやすく、高速フーリエ変換を用いたパワースペクトル解析によるマッピングなども行いやすいので、ICU や SCU に設置されている脳波自動解析装置などはほとんどこの基準電極導出法か、後述の平均電位基準法が用いられています[1,4]（→P.12「平均電位基準法」、P.17「マッピング」参照）。

■ 双極導出（bipolar derivation）

　二つの電極間の電位差（相対振幅）を見るので、位相逆転（phase reversal）により局在性の異常を見出しやすい長所があります。ただ、欠点として二つの電極の電位差が小さいと、振幅が低下して平坦に見えてしまうことがあります。位相逆転とは 図1-6 に示しますように、記録脳波の極性が陽性から陰性に変わる電極を探すということです。これは山登りに例えてみるとよくわかります。山登りをしていて、登りが続いて「つらいな〜、きついな〜」と思っていたら、ある時点で急に下りになって「あれ！ 楽になったな」と感じることは誰しも経験があるでしょう。その際、「そうか、さっき苦しかったところから楽になった境目のところが山のピークだったのか」と納得しますね。双極導出記録の脳波を読むということは、常にこのように見通しのきかない山登りをしながらピークを探している状態と理解してください[1,4]（図1-6-A）。

■ 平均電位基準（average potential reference: AV）法

　耳朶を除く全電極から導出した脳波電位の平均値を基準とするものです。一見合理的でわかりやすく、「これで耳朶電極の活性化の問題は解決だ！」と思われるかもしれませんが、どれか一つの電極に大きなアーチファクトの電位が混入したり、「左半球全体に広がる全般性のてんかん発作」のようなある程度広がりを持った高振幅の電位が存在したりすると、全導出に影響するため判読が不正確になってしまいます。

■ 脳波の局在決定

　図1-7-A を例にとって説明します。てんかんの焦点が B の電極の位置に存在していたとしますと、基準電極導出法（図左）では耳朶（R2）の電位がほぼゼロならば、B の電位が最も高いので B が焦点であると容易に判定できます（B-R2）。しかし耳朶電極の活性化が起こり〔左の図で、山の裾野が耳（R2）のあたりまで広がっている状態になります〕、耳朶に電位が生じて R2 レベルで電位が上がっていたらどうなるでしょう。全体の波形が影響を受け、おそらく B が一番高いだろうとはわかるのですが、視察分析では判定がやや難しくなります

（B-R2）。ところが双極導出法で判読を行うと、位相逆転(*)により、最大電位の場所（B）が容易に決まります（図1-7-A）[1]。一方、異常なてんかん放電が全般化した場合は、双極導出法では位相の逆転が確認できないのに対して、全部の電極に高い電位が出現する基準電極導出法の方が異常な波形を見つけ出しやすくなります（図1-7-B）。

また双極導出では電極配置から電位分布を頭の中に思い描くことが可能で、これが非常に重要になります。具体的な例を図1-8-Aに示しますが、縦（longitudinal）と横（transverse）の電極配置から電位分布を頭の中に描き、頭皮上マッピングを行うことが大変重要です。これは頭の中に脳の電場電位の等高線地図を作成する（イメージする）作業となります。突発性にせよ非突発性にせよ、局在性の異常を見つけ出した時は必ず頭の中に等高線状の電位分布地図を常に作成するように訓練することが重要です（→P.18「具体的なマッピングのやり方」参照）。

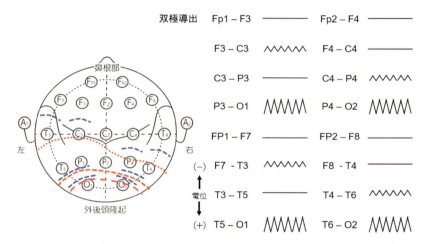

図1-8-A 双極導出によるα波の電位分布の決定（α波のマッピング）
図1-8 脳波のマッピングの例
A：双極導出によるα波の電位分布の決定（模式図）。双極導出法で優位律動（α波）の分布をプロットする方法を示す。α波は後頭部優位に分布するので、波形が出現している電極の間に線を引いてみる（青点線）。この場合 P3-O1、P4-O2、T5-O1、T6-O2 で大きな電位、F7-T3、F3-C3、C4-P4、T4-T6 でやや小さな電位が見られる。そこで地図の等高線や天気図の等圧線を引く要領で、左図のF7-T3、F3-C3、C4-P4、T4-T6 の間に1本、T5-O1、P3-O1、P4-O2、T6-O2 の間に2本の電位の等高線を引くと（青点線）、大雑把な電位の分布がわかる。そこで、α波の電位分布を赤点線のように引いてみるとα波の分布がよくわかる。
注：この図では例としてα波が非対称で左側に片寄って分布する例を取り上げたが、基本的にはα波の分布は左右ほぼ対称である。

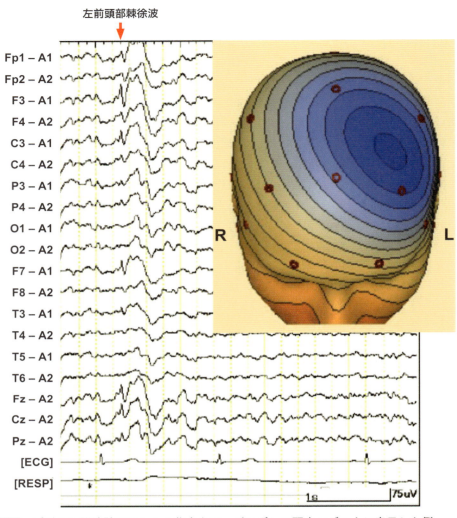

図1-8-B デジタル脳波計でてんかん焦点をマッピングして頭皮モデル上に表示した例

図1-8 脳波のマッピングの例

B：デジタル脳波計でてんかん焦点を自動マッピングして頭皮モデル上に表示した例。基準電極導出法の記録で見られた陰性の鋭波（↓）をマッピングしたもの。青色の最も濃くなっているところに陰性電位のピークがある。

脳波の導出法

Ⅳ．脳波判読でよく使われる用語

ここでは、脳波の判読の際によく用いられる用語について簡単に解説します。

■ 活動（activity）

脳波全誘導に出現するあらゆる種類の脳波活動を指します。よく用いられる脳波の活動（構成成分）としては、8～13 Hz の周波数で、安静、覚醒、閉眼状態で健常者後頭部に出現する α 波、徐波に分類される 0.5～3 Hz の δ 波や 4~7 Hz の θ 波、速波に分類される 14 ～ 30 Hz の β 波などがあります。この他に 30 Hz 以上の γ 波がありますが、これは通常の脳波判読では解析の対象にはなっていません。

■ 律動、律動的（rhythm, rhythmic）

鋭波にせよ徐波にせよ、活動が 0.5～1 秒以上一定の周波数の波の活動が継続すると、脳波が律動的に見えます。これは音に例えるとよくわかり（例：針筋電図検査）、鋭波や徐波が 1 ～ 2 個しか出現しないと、これをアンプとスピーカーに繋いでも「プチッ」といった雑音としてしか聞こえないのに、それが継続すると「ピーッ」とか「ブーッ」といった具合に音階として聞こえることに似ています。

■ 覚醒度（vigilance）

脳波を判読する時は、常に被検者の覚醒度を考慮しながら読んでいく必要があります。後頭部の α 波の連続性が乏しくなったり、周波数が遅くなったり、振幅が低くなった場合は覚醒度が低いということになります。覚醒度が下がると正常人でも徐波活動や鋭波的な活動が出現することがよくありますが、その病的意義については割り引いて考える必要がありますし、正常範囲内の波形（正常亜型）であることもよくあります。

■ 同期的／非同期的（synchronous/asynchronous）

徐波や棘徐波複合が左右両半球にほぼ同時に出現する場合に、「同期的」という言葉を使います。また「徐波や棘徐波複合が両側同期的に前頭部優位に出現する」といった場合にも「同期的」という言葉を使います。一方、このような活動が非対称的（左右どちらかが振幅が大きい、時間が少しずれて出現するなど）に出現する場合は「非同期的」という表現を使います。

■ 間欠的／非間欠的（持続的）／周期的〔intermittent/continuous (persistent)/periodic〕

徐波が不規則な間隔で群発（burst）状に出現する場合を「間欠的」といい、ほぼ連続的に出現する場合を「持続的（continuous または persistent）」と表現します。間欠的に出現していても、一定の間隔で出現する場合は「周期的（periodic）」という表現を使いますが、これは Creutzfeldt -Jakob 病の短周期性全般性放電〔periodic short-interval diffuse discharges: PSIDDs、わが国では周期性同期性放電（periodic synchronous discharges: PSD）と呼びま

す〕で有名です（→P.57「短周期性全般性放電」参照）。

■ 反応性（reactivity）

開眼、音刺激、光刺激、痛み刺激に対する脳波の反応性を指します。反応性がないと、それだけ異常の程度が強いということになります。

■ 稀に（rarely）、時に（occasionally）、しばしば（frequently）

種々の活動の出現頻度を示します。「稀に」は記録の1%以下、「時に」は10%以下（1～10%程度）、「しばしば」は50%以下（11～50%）程度の出現頻度を意味しています。脳波の異常の判定は、その波形の異常の程度の強さと出現頻度の兼ね合いで決まります。そのため、見るからに異常な脳波所見であっても記録中に短時間でしかも1・2回しか出現していない場合は一応判読記録に記載しておくものの、それだけで病的所見とは判断しません。しかし臨床所見と異常脳波所見が合致したり、繰り返し行った脳波検査でその異常波形の出現頻度が徐々に増加していくような場合は、ある程度病的意義があると考えて対処します。

■ 優位律動（dominant rhythm）

優位律動とは脳波のすべての背景活動を構成する各種の周波数成分のうち、時間的に一番多く出現している活動のことです。健常成人の安静覚醒閉眼時では通常、後頭部優位に出現するα波が優位律動です。その周波数、振幅、分布、左右差の有無、出現量、刺激や各種賦活法による変動性を観察します。

■ 背景活動（background activity）

優位律動以外に混入する徐波と速波も重要です。正常ではウトウト状態（drowsy state）にならない限りθ、δ波は出現しません。しかし加齢の影響で両側側頭部に、θ波が10%程度出現するのは許容範囲内といえます。また前頭部に、低振幅のβ波が出現することもあります。

■ モンタージュ（montage）

デジタル脳波計の最大の利点としては判読者がモンタージュを簡単に選べ、異常を発見しやすいモンタージュで判読することが可能なことです。成人てんかん発作では側頭葉てんかんの比率が高く、耳朶電極に側頭部の電気活動が混入しやすくなります（耳朶電極の活性化）。そのため、基準電極導出法では耳朶電極の活性化が起れば、側頭部以外の電極には見かけ上、陽性棘波や鋭波が出現します。しかしその局在は、基準電極導出法でははっきりしないので、モンタージュを変えて双極導出法などで判読する必要があります（→P.113「耳朶の活性化と end of chain 現象」、P.251「良い爺さんの Q&A 14」参照）。双極導出法では通常、隣同士の電極を連結して順に並べて表示することが多いのですが、縦方向に並べるいわゆるダブルバナナモンタージュ（図1-5-A、BP2）と、横方向に並べるトランスバースモンタージュ（図1-5-A、BP3）がよく用いられており、この二つのモンタージュを駆使して、位相

脳波の導出法

逆転をもとにてんかん発作などで棘波や鋭波、徐波の出現部位を判定する必要があります。

また、モンタージュのパターンは施設ごとに異なっていることにも注意しましょう。いくつかの施設のモンタージュのパターンを示しましたが（図1-5-B）、今後、脳波の AI 診断などを進めていくためには、モンタージュのパターンを統一する必要があります[5]。

■ 突発波／突発的異常波（paroxysmal waves）

背景活動から浮き立つように目立つ波で、棘波（spike）、鋭波（sharp wave）、棘徐波複合（spike and wave complexes）、多棘徐波複合（polyspike and wave complexes）などを指します。棘波は持続が 20〜70 ms、鋭波は 70〜200 ms と、持続時間により定義されています。棘波や鋭波は、陰性波の立ち上がりが立ち下がりより急峻で、その頂点が非対称で針のように尖っています。その多くは、その後に徐波（after slow）が続きます（→P.80「突発性異常」参照）。これらはどちらも易興奮性（irritable）の状態であることを示しており、てんかん原性である可能性が示唆されます。間欠的に出現する徐波群発（slow burst）は突発波とよく間違われますが、棘波や鋭波が重畳していない限りは、これだけでてんかん原性と判断しないようにします。

■ 非突発性異常（nonparoxysmal abnormality）

突発的ではない異常波を指し、主として持続的ないし間欠的に出現する徐波活動が非突発性異常として記載されます（→P.65「非突発性異常」参照）。徐波はその形態（不規則性、非律動性、多形性/規則性、律動性、単調性）および出現頻度（持続的／間欠的）によって分類されますし、それを記録しなければなりません。広範に出現する不規則徐波は広範な皮質、白質の病変、局在的に出現する持続性の不規則な徐波は、局在的な異常病変を示唆します。

■ マッピング（mapping）

脳波の頭皮上電位分布から脳の各部位がどのような働きをしているかを、あたかも脳を地図に見立てて、色の違いなどによって「見える化」します。これにより、電位の局在決定がしやすくなります。マッピングという言葉自体は、誘発電位の解析などで用いられることが多いのですが、脳波がその元祖ともいえます（図1-8-A）。優位律動（α波）の分布や焦点性のてんかん性放電をマッピングする必要があるのですが、多くのデジタル脳波計ではてんかん焦点をマッピングして頭皮モデル上に表示する機能があります（図1-8-B）。それを添付すると、あたかも MRI 画像のようなわかりやすいレポート報告ができますが、多くの自動マッピング機能は基準電極導出法によるものです。やはり双極導出法によるマッピングのやり方を身につけて、正確なレポートを作成するように心がけておく必要があります（→P.18「具体的なマッピングのやり方」参照）。

Ⅴ. 脳波判読を始める前に

■ 脳波検査を行う前に必要な指示

　意識障害、睡眠障害などが疑われる患者さんでは、必ず「光刺激」「音刺激」「痛み刺激[注]」を行ってもらうように指示を出しましょう。認知症や意識障害などのために常時閉眼の指示に従えない患者さんの場合、アイマスクやテープで眼瞼を閉じるなどの指示を出すようにしてください。できればテープを使うよりアイマスク使用の方が良いでしょう。また、FIASや前頭葉てんかん、側頭葉てんかんなどが臨床的に疑われる患者さんでは、通常の記録で睡眠脳波が記録されなかった場合、覚醒度の下がった状態での記録や睡眠脳波の記録を行うため、少し長めに記録を行うように指示します。ただ前頭葉てんかん、側頭葉てんかんなどを少しでも正確に診断しようとすれば、ビデオ脳波モニタリングなどを用いて長時間のビデオ画像と脳波を同時に記録する必要があります。

注：痛み刺激は、医師が行うように要求される場合もあります。

■ 脳波判読結果の記録

　後で報告書を書くためには、①優位律動の分布とその性状、②突発性異常や非突発性異常が出現した場合、それが局在的に出現するのか全般性に出現するのか、また局在的に出現している場合はその部位、③全般的に出現している場合は出現頻度とその性状、④過呼吸、光刺激、音刺激などを行った場合は、その結果を記載しなければなりません。脳波電極の配置を記載した図をコピーしたメモ用紙を作っておき、脳波を読みながらそれにメモ的に記入していき、最後にそれを見ながら正式な報告書にレポートを書くという方法が最も効率的です。

Ⅵ. 具体的なマッピングのやり方

　実際に脳波を判読する上でマッピングを行う頻度が高いのは、①優位律動（α波）の分布を見る時と、②局所的に出現する鋭波、棘波、徐波の出現部位を同定する場合です。以下に実際の例を呈示して、マッピングを行ってみましょう。ただ、ここでいうマッピングは、縦と横の双極導出のモンタージュ、基準電極導出法のモンタージュの電位差から大雑把に電位分布を描いたものですから正確さを欠いていることをご了承ください。以下、実線や太破線はマッピングの中で最大の陰性電位を示し、太破線から細破線の順に電位が減衰していくことを示します。

脳波の導出法

■ 優位律動（α波）のマッピング

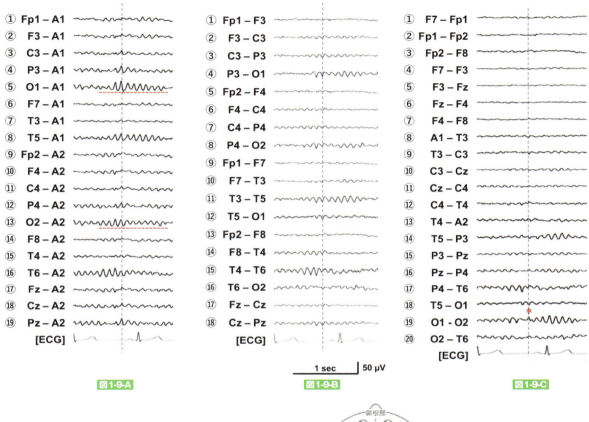

図1-9-A　　　図1-9-B　　　図1-9-C

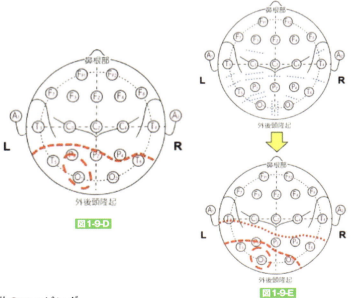

図1-9-D　　　図1-9-E

図1-9　優位律動のマッピング
43歳、女性。以前全般性のてんかん発作を起こしバルプロ酸（VPA）で治療を行い、発作が2年間起こっていない症例。優位律動を赤点線、マッピングした部分を縦の青点線で示す。（**A**）基準電極導出法、（**B**）縦の双極導出法、（**C**）横の双極導出法での脳波記録、（**D**）基準電極導出法で行った優位律動（α波）のマッピングを示す。（**E**）双極導出法で行った優位律動のマッピングを示す。上段に等電位線の入る場所を青点線で示し、それから予測される等電位線を下段赤点線で示す。

19

実際の脳波で優位律動のマッピングを行ってみましょう。図1-9-Aに基準電極導出誘導で記録した脳波を提示しています。優位律動（α波）は健常者は両側後頭部から閉眼安静時に出現し、開眼や音刺激、痛み刺激などで反応して消失する 8～13 Hz の活動です。赤点線を引いた部分でα波が出現していますので、ここの部分（赤点線を引いた部分）でマッピングを行ってみましょう。ここでα波は 11 Hz です。基準電極導出法（図1-9-A）では（耳朶電極の活性化がなければ）振幅の大きいところが電位の大きいところになりますので、青点線のところでは O1-A1（⑤）、次いで P3-A1（④）で最も電位が高く、次に T5-A1（⑧）、O2-A2（⑬）、T6-A2（⑯）、Pz-A2（⑲）で電位が高く、C3-A1（③）、P4-A2（⑫）、Cz-A2（⑱）で低い電位が見られます。これをマッピングして地図の等高線や天気図の等圧線のように表すと、図1-9-Dのようになります。

　次に、双極導出のモンタージュからマッピングを行ってみましょう。先に述べましたように、双極導出では脳波の振幅が大きいことは二つの電極の間の電位差が大きいことを意味しています。そして位相の逆転があれば、そこに電位のピークがあることになります。図1-9-B・Cを見てください。縦の青点線を引いているところが基準電極導出誘導で高い電位を呈したところです。ここが縦の双極導出のモンタージュではほとんどすべての誘導で波が下向き（陽性）になっており、前頭部から後頭部にかけて次第に陰性の電位が高くなっていることがわかります。そして青点線を引いた部分で電位の大きい誘導を見てみると（図1-9-B）、一番大きいのが C3-P3（③）、P3-O1（④）、T3-T5（⑪）で、次に大きいのが F3-C3（②）、C4-P4（⑦）、P4-O2（⑧）、T5-O1（⑫）、F8-T4（⑭）、T4-T6（⑮）、Cz-Pz（⑱）ということがわかります。電位差の大きい部位には等電位線がたくさん引かれ、電位のそれより小さいところには等電位線が少なく引かれることになるので、そのことを踏まえて図1-9-Eに地図の等高線のように等電位線を引いてみます。この場合、「脳波の局在決定（P.12）」の所で行ったように仮に電位差の大きいところに等電位線を二本、それよりやや小さいところに等電位線を一本引いてみると、図1-9-Eの上段（青点線）のようになります。

　さらに横の双極導出のモンタージュを見てみましょう（図1-9-C）。ここでは縦に引かれた青点線のところにほとんど電位の大きな活動は見られませんが、唯一 T5-O1（⑱）、O1-O2（⑲）の誘導で位相の逆転が見られます(*)。双極導出で位相の逆転があればそこに電位のピークがあるわけですから、O2 より O1 に高い電位があることになります。等電位線のたくさん入っているところ（この場合、二本入っているところ）は電位の裾野が電位の高いところから低いところに向けて幅広く広がっていて、等電位線の少ないところ（この場合、一本入っているところ）は電位の裾野が二つの電極の中間あたりを通っているようになります。これらのことを踏まえてマッピングを行いますと、図1-9-Eの下段（赤点線）のようになります。

　図1-9-Dと図1-9-E下段の図を比較するとほぼ似たような図になります。このように脳波の所見は見方を変えても同じような結果になることを覚えてください。ただ今回はα波のマッピングを行ったので、α波は後頭部に出現する活動ということで基準電極導出法と双極導出法のモンタージュで別々にマッピングを行いましたが、通常マッピングを行う場合は、次の項で示しますように基準電極導出法と双極導出法のモンタージュの双方を使います。

■ 鋭波や徐波のマッピング

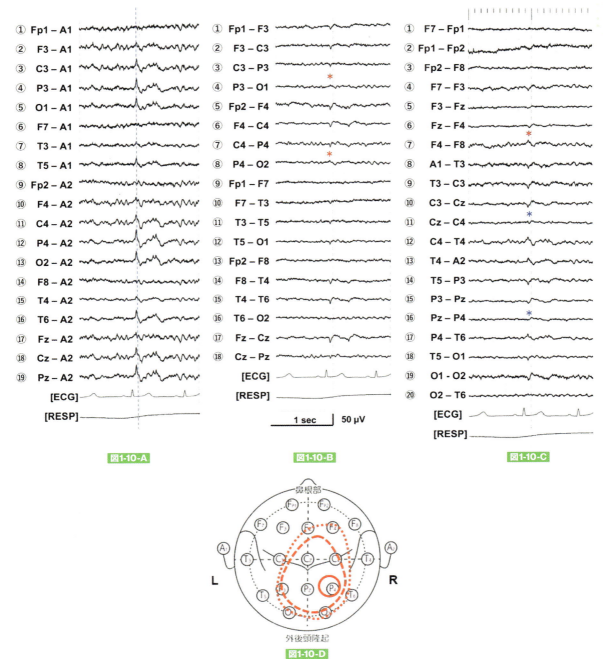

図1-10 鋭波のマッピング例
38歳、女性。欠神発作。
（A）基準電極導出法での記録。青点線部分に鋭波を認める。（B）縦の双極導出法。（*）部分に位相の逆転を認める。
（C）横の双極導出法。（*）部分に位相の逆転を認め、（*）部分は位相の逆転を挟んで電位がフラットになっている。
（D）鋭波のマッピングを示す。赤実線、赤太点線部分に鋭波の最大電位を認め、赤点線部分に広がっている。

次に突発性異常波のマッピングを行ってみましょう。今回は鋭波のマッピングを行いますが、鋭波活動や徐波活動のマッピングも基本的には同じ方法で行います。まず基準電極導出法（図1-10-A）を見てみましょう。原則として耳朶電極の活性化が起こっていなければ、基準電極導出法では振幅の大きいところが電位は高いことになります。図1-10-Aを見るとP4-A2（⑫）で陰性の電位が最も高くなっていて、次にC3-A1（③）、P3-A1（④）、C4-A2（⑪）、O2-A2（⑬）、T6-A2（⑯）、Cz-A2（⑱）、Pz-A2（⑲）で高くなっています。そこで縦の双極導出のモンタージュ（図1-10-B）を見てみると、(*)で示したところで位相の逆転が見られます〔C3-P3（③）、P3-O1（④）〕〔C4-P4（⑦）、P4-O2（⑧）〕。ここで見られる活動は隣のチャンネルにも広がっており、これが重要です。一般的にアーチファクトの場合は一つの電極だけで説明できることが多いのですが、脳波活動の場合は周辺に波及しますので隣のチャンネルを見て波及を確認します。さらに横の双極導出のモンタージュを見てみましょう（図1-10-C）。ここでは(*)で示したチャンネルで位相の逆転が見られ〔Fz-F4（⑥）、F4-F8（⑦）〕〔Cz-C4（⑪）〕〔Pz-P4（⑯）〕のチャンネルを挟んだ隣の電極で位相の逆転が見られます(*)。この活動もその隣のチャンネルに及んでいますからアーチファクトなどではなく、P4付近に最大の陰性電位のある鋭波という事実を裏付けています。これらの所見からこの活動をマッピングすると、図1-10-Dのようになります。この症例は難治性欠神発作の症例で、まだ右頭頂部から覚醒度が下がった時に鋭波が出現していることがわかります。このように一般的なマッピングでは双極導出法と基準電極導出法をあわせて判断するようにします。

第1章 総論

脳波の賦活法

1. 種々の賦活法

　安静閉眼時の脳波記録を20分程度記録しても、異常波を検出できないことはよくあります。また意識障害の患者さんの脳波を長々と観察しても、果たしてこの症例の意識障害の程度は軽度なのか重篤なのかわかりません。安静時の脳波には異常がなくても、賦活法を行うことで潜在的な異常が誘発されます。これは安静心電図で異常がなくても、運動負荷を行うことで虚血性心疾患の異常を検出できることによく似ています。脳波の場合、これらの負荷をかけることを「賦活（activation）」といい、賦活には過呼吸、光刺激、睡眠があります。また一般的には賦活法には入りませんが、開閉眼や音・痛み刺激などで脳波がどう変化するかを観察することも重要です。開閉眼、光刺激、過呼吸の賦活は覚醒している状態で記録することが大事だということに留意してください。

　開閉眼は通常賦活法には分類されていませんが賦活法の一種で、脳波の記録中可能であれば必ず行う必要があります。開眼により優位律動（α波）は抑制されます（αブロッキング：α-blocking）（ 図1-11-A ）。ウトウト状態の時に開眼させると覚醒度が上がって、普通とは逆にα波が出現することがあり、これを「奇異性α（paradoxical α）」といいます（ 図1-11-B・C ）。

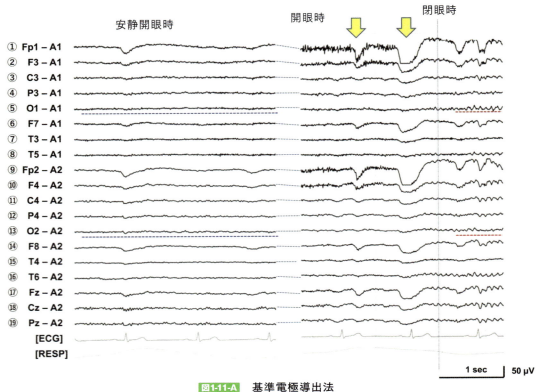

図1-11-A　基準電極導出法

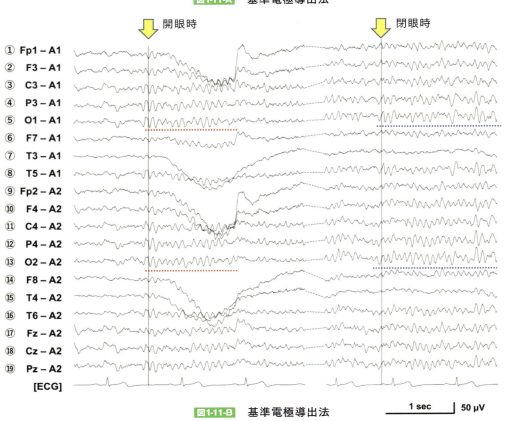

図1-11-B　基準電極導出法

脳波の賦活法

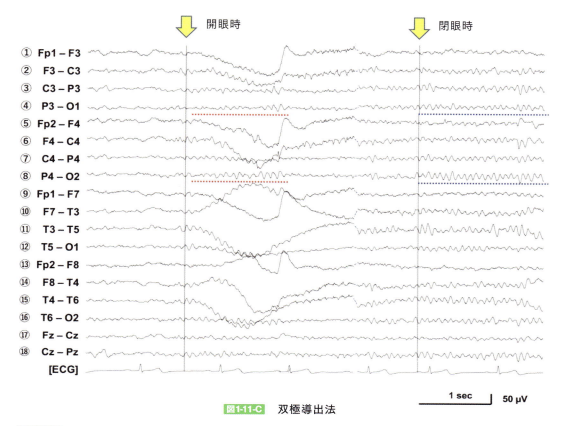

図1-11-C　双極導出法

図1-11　開閉眼によるα波の出現
A：基準電極導出法で開閉眼によるα波の出現を示す。最初、安静閉眼状態でも後頭部にα波は出現していない（図左、青点線）。そこで開眼を行った後に閉眼すると、後頭部からα波が出現する（図右、赤点線）。つまり開眼させる前の状態はウトウト状態である。開眼した時に前頭部の誘導〔Fp1-A1（①）、Fp2-A2（⑨）〕に大きな下向きの電位が記録されている（矢印）。これはベル現象（眼球上転）を意味しており、相対的にプラスに帯電した眼球の角膜がFp1、Fp2電極に近づいたために生じたアーチファクトである。
B・C：開眼によるα波の出現（paradoxical α）を基準電極導出法（**B**）と双極導出法（**C**）で示した。ウトウト状態で覚醒度が下がりα波が出にくい状態で開眼すると、逆説的にα波が出現する（赤点線）。その後閉眼させても覚醒度が保たれているので、α波の出現が続いている（青点線）。

II. 過呼吸（hyperventilation）

　1分間に20回（3秒に1回程度）の深呼吸を3分間行ってもらいます。これにより動脈血中の二酸化炭素分圧が低下し呼吸性アルカローシスになりますが、それに伴い脳血管が収縮して軽微な可逆的脳虚血が生じて脳波に変化が起こります。過呼吸開始前の脳波を図1-12-Aに示します。きちんと過呼吸が行われると小児（8〜12歳）では高振幅の徐波が前頭部優位に出現し、これを「ビルドアップ（build-up）」といいます（図1-12-B）。成人ではビルドアップはそれほど起こりませんが、優位律動のα波はやや開始前より遅くなり、振幅は高くなる傾向があります。また、非突発性異常や突発性異常が増強されることもよくあります。しかし、これらの変化は通常大体1分以内に元の活動に戻るのが正常で、1分を超えても異常が残存する場合は何らかの機能的異常が存在すると疑います（図1-12-C）。

25

一つ気をつけておかなければならないことは、3分間過呼吸を行うことは健常人でも結構大変な作業です。ましてや疲労感の強い人、認知症の患者さんなどでは過呼吸が十分に行えないことがよくあります。脳波を判読する際は呼吸のモニターにも注意して、3秒に1回程度の深呼吸がきちんと行われているかどうか確認することも大切です。なお、禁忌としては重篤な肺疾患、喘息、60日以内の心臓ないし脳手術、急性クモ膜下出血、急性期脳卒中が挙げられます。

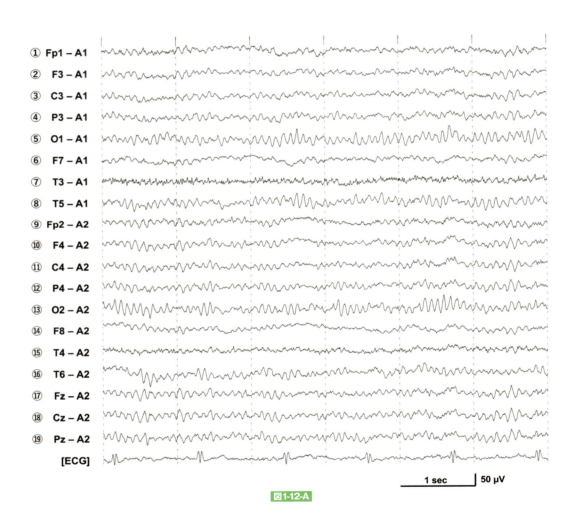

図1-12-A

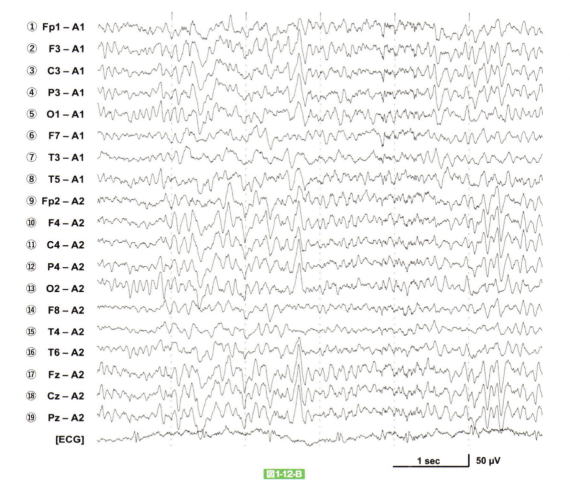

図1-12-B

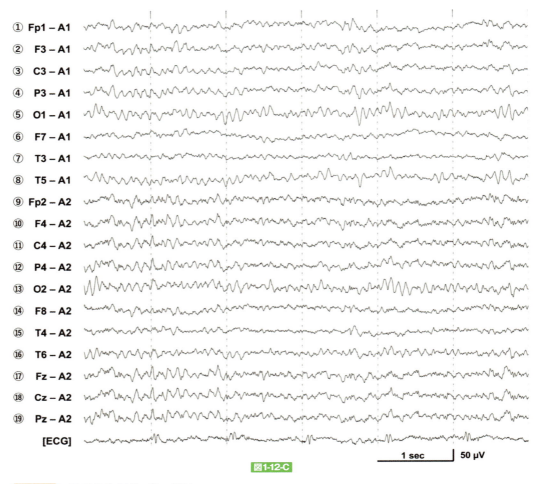

図1-12-C

図1-12　過呼吸施行前・後の脳波
38歳、健常男性。
- **A**：基準電極導出法で記録した過呼吸施行前の脳波。後頭部優位律動は中等振幅の11 Hzのα波が律動的に出現している。
- **B**：過呼吸開始後2分30秒の脳波。著明な徐波化（build-up）を認める。
- **C**：過呼吸終了後1分の脳波。ほぼ過呼吸前（A）の背景活動に戻っている。

III. 光刺激（photic stimulation）

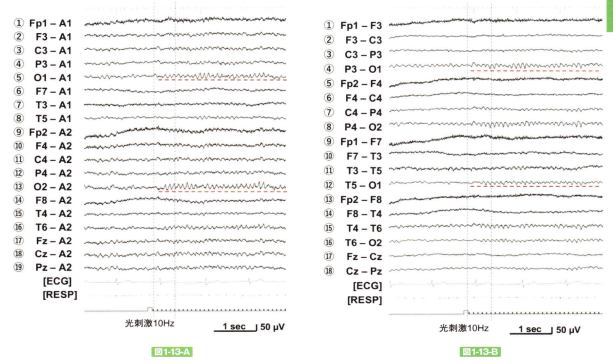

図1-13 光刺激の実際
光刺激による光駆動反応の出現（**A**）基準電極導出法。（**B**）縦の双極導出法での記録。67歳、女性。55歳の時に左被殻出血の既往あり。10 Hzの光刺激で両側後頭部に同じく10 Hzの律動的な活動が誘発されている（赤点線）。光駆動は光刺激開始よりやや遅れて出現する。

　閉眼した被検者の眼前20〜30 cmのところから1〜30 Hzのストロボスコープを10秒間点滅させます。光刺激を与えることで通常は後頭部の優位律動（α波）の抑制が起こります（α-blocking）。また点滅する周波数と一致、あるいはその整数倍、もしくは整数で割った周波数の脳波が後頭部に出現することがあり、これを「光駆動反応（photic driving response）」といいます。後頭部の活動は光刺激から70〜150 ms遅れて出現し、この誘発電位をコンピュータで加算平均して誘発脳波計に表したものが視覚誘発電位（visual evoked potential: VEP）になります。

　光駆動反応は被検者の優位律動の周波数に近い刺激で誘発され、健常人に観察される生理的な反応です。しかし、光駆動反応が起こらなくても異常ではありません。一側に光駆動反応が見られるのに、他側に駆動反応が全く見られない場合は、駆動反応の出ない半球を異常と考えます[6]。

　小児の場合、数％に光感受性が見られ、光刺激で突発性異常が出現します（光突発反応: photoparoxysmal response）。また成人で眼瞼のみが収縮する光筋原反応（photomyogenic response）が起こることがありますが、これに病的意義はありません。

　光刺激は通常単なる白黒の点滅刺激で行い、これによる光突発反応は異常所見として記録しますが、色感受性てんかんも存在します。青／赤反復点滅刺激は単純な白黒の刺激より低頻度でも突発性異常の賦活効果があり、いわゆる「ポケモン・アニメ事件」（1997年12月16日）の原因となったパカパカ手法（青／赤12 Hz反復点滅刺激）は強力に光誘発性発作を誘発します[7]。

IV．音刺激

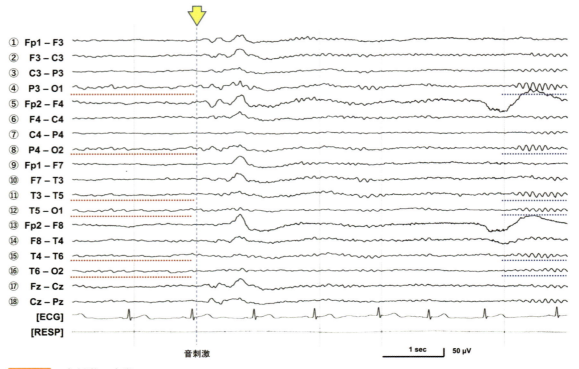

図1-14　音刺激の実際
音刺激によるα波の出現。縦の双極導出のモンタージュ。音刺激前はα波の出現が悪く、ウトウト状態だが（赤点線）、音刺激（矢印）によりα波の出現が明瞭になる（青点線）。

　音刺激により優位律動（α波）や背景の脳波活動の変化を確認します。覚醒度が低下している時は逆に音刺激や光刺激により優位律動が出現することもあります。

V．痛み刺激

　意識レベルや覚醒度が低下している場合に必ず行う必要があります。刺激は胸骨圧迫や四肢をつねるなどの通常の痛み刺激を与えますが（図1-15-A）、被検者に感覚障害がある可能性もありますから、反応が乏しい時は左右上下肢に刺激を与えるようにします。また精神科的疾患、特に転換反応（conversion reaction、ヒステリー）による失神や昏睡に似た無反応

症の鑑別に有用です（図1-15-B）。転換反応による無反応症や昏睡状態の場合の診断には最大限の痛み刺激を与えることがあり、後で出血斑や痣が残ることもありますので、その場合は医師が責任を持って刺激を与えるようにしましょう。

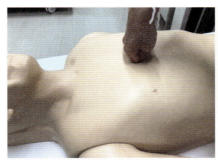
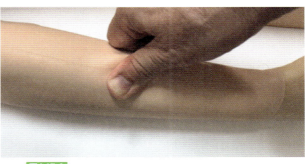

図1-15-A

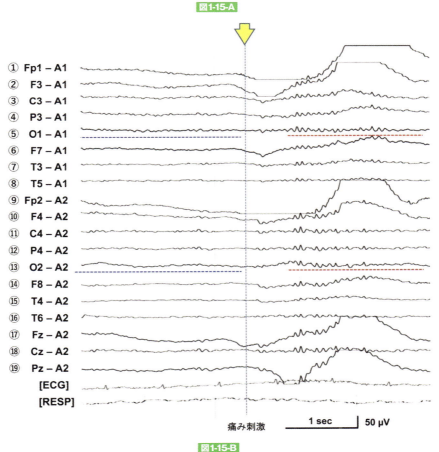

図1-15-B

図1-15 痛み刺激
A：実際の痛み刺激の加え方を示す。胸骨に圧迫刺激を加えたり、四肢をつねったりすることで刺激を与える。
B：66歳、男性。うつ病性昏迷状態。本症例は日によって意識レベルの変動が激しく、ある程度受け答えのできる状態から突然閉眼して四肢は弛緩し、呼びかけや痛み刺激に反応しなくなる状態に陥る。反応しない時に行った脳波検査では、閉眼している状態でもα波は出現しているが（青点線）、被検者の中指の爪の位置にペンを挟んで圧迫するという痛み刺激を与えると（矢印）、両側後頭部優位にα波がはっきり出現する（赤点線）。痛みのために体動が起こり、基線がゆらいでいる。このことから、一見昏迷状態に見える患者の意識レベルはほぼ清明であることがわかる。

VI. 睡眠賦活（sleep activation）

　断眠による負荷は全般性発作や焦点発作の非発作時の異常を検出するために有効な方法で、傾眠時や睡眠時には異常波が検出されやすくなります。また FIAS で非発作時に脳波異常を認めない症例でも、睡眠賦活により1/3に異常が見られるとの報告もあります[6,8]（→P.33「睡眠脳波」参照）。一方、健常人でも睡眠時には一見異常脳波のように見える活動が検出されやすくなりますから、注意しなければなりません。

第 1 章 総論

睡眠脳波

I. 成人の睡眠脳波

　睡眠のパターンや脳波波形も年齢によって変化しますが、ここでは成人の睡眠脳波を中心に説明します。睡眠にはノンレム睡眠の浅い睡眠（第1期、第2期）と深い睡眠（第3期、第4期）、それにレム睡眠がありますが、通常検査室で記録されるのは睡眠第2期までです（図1-16）。

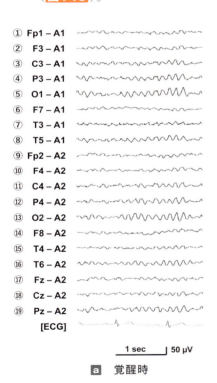

a　覚醒時

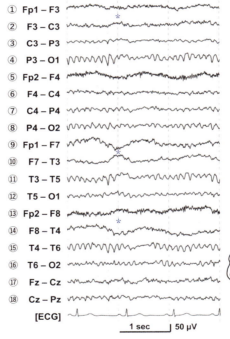

b　入眠期1

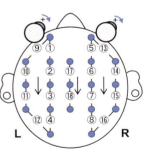

図1-16-A　覚醒と睡眠段階N1

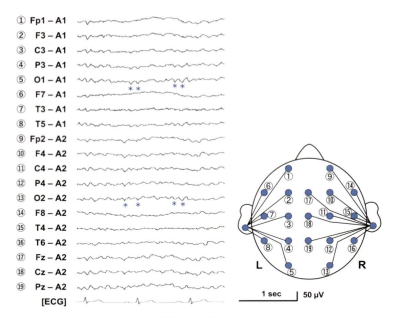

c 入眠期2

図1-16-A　覚醒と睡眠段階N1

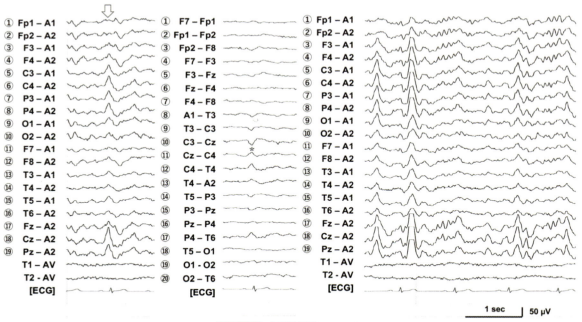

図1-16-B　睡眠段階N1・N2

睡眠脳波

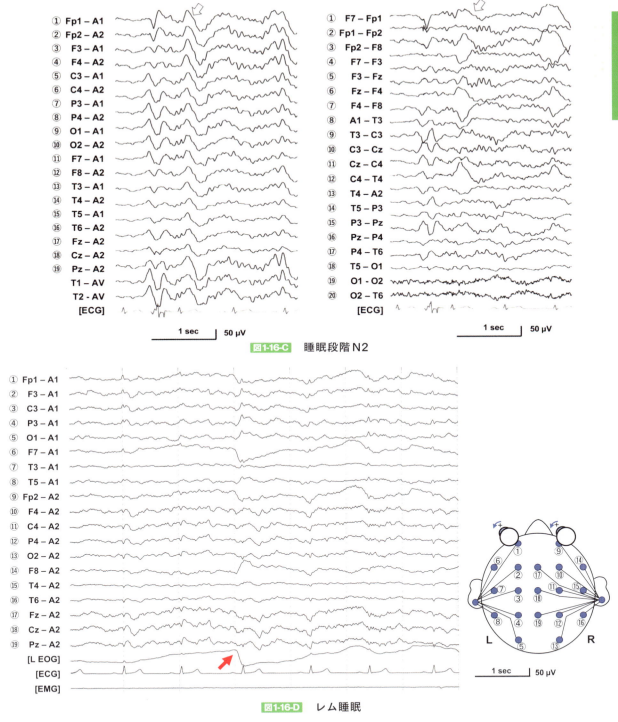

図1-16-C 睡眠段階N2

図1-16-D レム睡眠

図1-16 成人の睡眠段階による脳波の変化

A：21歳、男性。覚醒時および早期睡眠段階N1の脳波記録を示す。（**a**）覚醒時の脳波を基準電極導出法で示した。両側後頭部に9〜10 Hzのα波が出現している。（**b**）傾眠状態になっており、睡眠段階N1の早期ともいえる（縦の双極導出）。α波は8 Hzとやや遅くなっており、出現率も低くなっている。眼球彷徨を認める（*）。相対的に（+）に帯電している眼球結膜が右を向いた際の電位の位相に注意してほしい。（**c**）睡眠段階N1になり、後頭部にPOSTSを認める（*）（基準電極導出法）。

B：（**A**）と同じ症例の睡眠段階N1からN2に移行する直前の脳波を示す。（左）は基準電極導出法、（中央）は同じ部分の横の双極導出法での記録。基準電極導出法ではCz-A2（⑱）、C4-A2（⑥）、P3-A1（⑦）あたりに高い鋭い電位（矢印）が見られ、双極導出（中央）ではC3-Cz（⑩）、Cz-C4（⑪）の記録で位相逆転（*）が見られる。このことからCzで最も電位の高い頭蓋頂鋭一過波（vertex sharp transient: VST）であることがわかる。VSTは図右（基準電極導出法）のように連続して出現することもあるので、てんかん発作の突発性異常と間違えないようにしなければならない。

C：（**A**）と同じ症例の睡眠段階N2の脳波を示す。（左）基準電極導出法、（右）同じ部分を横の双極導出法で示す。12〜14 Hzの睡眠紡錘波の出現が増えるとともに、VSTとはやや波形の異なる二相性の高振幅徐波に睡眠紡錘が結合したK複合が出現している（矢印）。

D：28歳、男性。レム睡眠の基準電極導出法での記録。不規則な睡眠習慣によるsleep onset REMが起こっている。矢印の箇所で目が左方向に急速に動いており（[L EOG]）、表面筋電図（[EMG]）の電位は見られず、筋は弛緩状態にあることがわかる。レム睡眠でよく見られる2〜6 Hzの鋸歯状の脳波、いわゆるsaw-tooth waveは見られない。

　脳波を判読する際は常に覚醒度を意識する必要がありますから、睡眠脳波の判読には習熟しておく必要があります（**表1-2**）[9, 10]。

表1-2 脳波による睡眠段階判定[9, 10]

睡眠段階	特徴
覚醒 (Stage W)	8〜13 Hz（通常、成人では9〜11 Hz）のα波が1エポック（30秒）の50%以上出現、閉眼時に後頭部領域優位、開眼により抑制 瞬目や眼球運動 (共同運動で、不規則、急速) が混じる 筋電図トーヌスは正常か高振幅
ノンレム睡眠	
睡眠段階 N1（第1期）	α波振幅低下、8〜13 Hzのα波が1エポックの50%未満 低電位で様々な周波数（low amplitude mixed frequency；LAMF）の脳波 頭蓋頂鋭一過波（VST）、中心部最大 緩徐な眼球運動（slow eye movements）
睡眠段階 N2（第2期）	紡錘波（spindle）（周波数11〜16 Hz、多くは12〜14 Hz、持続時間は0.5秒以上）、通常、中心部最大 K複合（K complex）の出現、持続時間は0.5秒以上、最大振幅は通常前頭部 眼球運動はほとんど消失
睡眠段階 N3	徐波活動が1エポックの20%以上
睡眠段階 3（第3期）	周波数0.5〜2 Hz、振幅は75 µVを超える波形が1エポックの20〜50%
睡眠段階 4（第4期）	周波数0.5〜2 Hz、振幅は75 µVを超える波形が1エポックの50%以上
レム睡眠（Stage R）	睡眠段階N1と類似したLAMFの脳波 2〜6 Hzの鋸歯状の脳波（saw-tooth wave）、中心部で最大振幅となる 覚醒時より1〜2 Hz遅いα波が出現 持続的な急速眼球運動 筋電図はすべての記録を通して通常最も低電位

睡眠脳波

　脳波の睡眠段階判定は、これまで 1968 年 Rechtscaffen と Kales（R&K）により標準化されたものが、広く普及していました[9]。最近は、2007 年に作成された米国睡眠医学会（American Academy of Sleep Medicine: AASM）による睡眠分類が広く用いられています[10]。R & K により提唱された睡眠段階（括弧書き）の名称のうち、段階 1、2 はそれぞれ N1、N 2（N は NREM の略）、段階 3、4 が N3 としてまとめられました。脳波の判定基準に大幅な変更はありません。

　なお軽症の意識障害などと睡眠状態の鑑別には音刺激、光刺激、痛み刺激などの脳波の賦活法を用いなければならず（→P.23「脳波の賦活法」、→P.249「良い爺さんの Q & A 10」参照）、ただ漫然と記録しているだけでは判別は困難です。

II．第 1 期（入眠期、N1）

　ウトウトした状態で、軽い刺激で容易に覚醒状態に戻ることができます。α 波の周波数が遅くなり、θ 波が出現するようになります。眼球は左右に緩徐に動くことがあります（眼球彷徨、roving eye movement、図1-16-A-b ）。これは Fp1、Fp2、F7、F8 で認められます。第 1 期から第 2 期に移る時期には頭蓋頂鋭一過波（vertex sharp transient: VST）が出現します（図1-16-B ）。頭頂中心部で最大です(*)。

III．第 2 期（軽睡眠期、N2）

　浅い眠りの状態で、やや強い刺激を与えると覚醒します。背景活動は θ 波とほぼ同じ周波数ですが振幅は増加し、時々 12〜14 Hz の睡眠紡錘波（sleep spindle）が見られます。この時期は VST とは異なる分布をとる二相性の高振幅の徐波、すなわち K 複合（K complex）という複合波が出現します（図1-16-C ）。睡眠紡錘波が重畳することもあります。K 複合は音などの感覚刺激で誘発されることもあれば、自発的に出現することもあります。

IV．第 3 期、第 4 期（深睡眠期、N3）

　深睡眠の状態で、かなり激しく刺激しなければ覚醒させることはできません。高振幅の δ 波が見られます。第 3 期には 2 Hz 以下で振幅が 75 μV 以上の徐波が記録の 20〜50% を占めます。第 4 期には 2 Hz 以下で振幅が 75 μV 以上の徐波が記録の 50% 以上を占めます。一般的に検査室レベルの脳波検査では第 3 期・第 4 期になることはほとんどなく、通常の脳波記録中にこれら深睡眠の脳波が記録された場合は何らかの睡眠障害の存在を疑います。深睡眠やレム睡眠の脳波は睡眠脳波や 24 時間ビデオ脳波モニタリングで記録されます。

V．レム（REM）睡眠

　夢を見ている時の脳波で、通常の検査室レベルでの脳波記録ではナルコレプシーの患者さ

んなどを除いてあまり見ることはありません。脳波的には第1期に近く、深睡眠や第3期に近い第2期の脳波の中に突然覚醒レベルに近い脳波が見られることでレム睡眠を疑います[11]。ただし正確な評価のためには、急速眼球運動（rapid eye movement: REM）を検出するための眼球運動や頤筋の筋電図を記録する表面電極を設置することが必須です（**図1-16-D**）。

第2章

各論

第2章 各論

背景活動の判読

　背景活動の中で優位律動を判読することは、被検者の脳の活動自体を知るために非常に重要です。しかし背景活動は覚醒度に大きく影響されるため、常に被検者の覚醒度を意識しながら脳波を判読していかなければなりません。

I. 背景活動の判読

　優位律動とは各種の周波数成分のうち一番時間的に多く出現している活動で、健常成人の安静覚醒閉眼時では後頭部優位に出現するα波が優位律動です。α波の出現をきちんと判読することが重要です。以下のフローチャートに従って具体的に判読していきます（図2-1）。

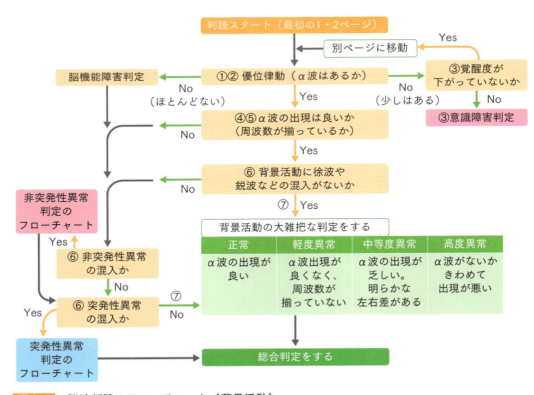

図2-1 脳波判読のフローチャート（背景活動）

① まず、脳波の第1ページ目を開いてみましょう。通常1・2ページ目を見て被検者の脳波について大雑把な判定を行います。判定を行うためには、α波を見つけ出すことが重要です。通常ファイルを開けた時のモンタージュは基準電極導出法になっていますから、α波が出ている後頭部（O1、O2）の領域に目を向けます（図2-2）。α波は8～13 Hzの後頭部中心に左右対称性に出現し、開眼、音刺激、光刺激などで抑制されます。

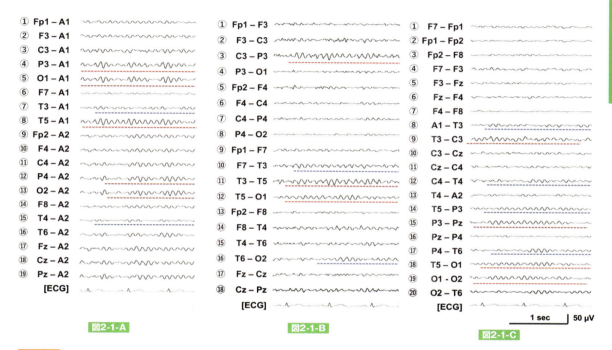

図2-2 α波の検出
26歳、男性の脳波。
A：基準電極導出法。O1, O2の電極で電位が大きく、後頭部でα波の電位が高い（赤点線）。ここで側頭部（T3、T4、青点線）電極に注目すると電位が低くなっているが、これは耳朶の電位とT3、T4の電位が近いためである。
B：縦の双極導出法。
C：横の双極導出法。

② α波が見つかったら、次にα波の分布を調べます。電位の分布を調べるためには双極導出法にモンタージュを変えます。双極導出法でのα波の分布を調べる方法は 図1-8 で示した通りです。マッピングの結果を 図2-3 に示します（→P.17「マッピング」の項参照）。

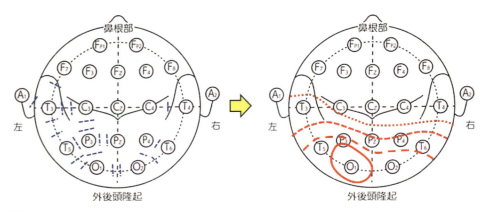

図2-3　α波のマッピングの結果
図2-2と同じ26歳、男性の脳波。

③数ページ先までα波が見つからない場合は、以下の状況を考えて対応してゆきます。

覚醒度が下がっていないか：通常脳波の記録を開始した場合は被検者も覚醒していることが多いのですが、記録の始めから覚醒度が下がっていたり、意識レベルが低下していたりする場合があります。その場合はまず開閉眼を命じて、きちんと行ってくれるかどうか確認した上で、α波の出現の有無を確認します。覚醒度が下がっている場合は開閉眼を数回繰り返してやっと覚醒状態になることもよくあります。開閉眼で反応が乏しい場合は音刺激、痛み刺激、光刺激などを行って反応の有無を調べます（→P.23「脳波の賦活法」参照）。痛み刺激を最大限与えても優位律動の出現が乏しかったり、見られなかったりした場合は、意識障害の存在を念頭に置いて対応していきます（→P.48「意識障害や覚醒度低下の判断」参照）。

覚醒度が高くないか：逆に精神的に過緊張の状態にあってなかなかリラックスできない場合もα波が出現しにくくなります。緊張状態にある被検者では、通常閉眼して暗算した時に出現するβ波が前頭部優位に出現していることがあります。精神的に緊張している被検者をリラックスさせるには、開閉眼を繰り返し、閉眼後にα波が出現しないか注意します。また睡眠時や軽度意識レベルの低下した被検者では、睡眠から覚醒の短い時期にα波が出やすくなるので、体動の後などに注目して判読します[3]。

意識レベルが低下していないか：この場合は背景活動のα波が徐波化したり、きわめて出現頻度が悪くなったり、徐波しか出現しなくなります。診断のためには賦活法を最大限に使用して、脳波を判読する必要があります（→P.48「意識障害や覚醒度低下の判断」参照）。

薬剤の影響がないか：バルビツール系やベンゾジアゼピン系の薬剤を内服しているとα波の周波数の減少や出現率の低下が起こり、前頭頭頂部に速波が出現しやすくなります。コカイン、覚醒剤、三環系抗うつ剤などでもβ波が増強します[3]。したがってα波が見られない時

は、このような速波が出現していないか注意する必要があります。

α波が出現しにくい状況にないか：健常人であっても α 波が出現しない人が数％くらいいます [3]。また正常人でも 1/4 くらいの人は α 波の出現率が低かったり、振幅が小さくて見つけにくくかったりします [3]。さらにある特定の疾患に罹患していたり、罹患の既往のある被検者では、α 波の出現率がきわめて低かったり出現しなくなったりします。外見ではそんなに大きな問題がないのに α 波が検出されない病態やその既往として、脳性麻痺、精神発達障害、脳挫傷やその既往（→P.232「高度異常脳波 2」参照）、くも膜下出血（SAH）（および過去にその既往）（→P.221「高度異常脳波 1」参照）、広範な脳外科手術の既往、頭部広範な放射線治療（放射線照射）の既往（→P.202「中等度異常脳波 4」参照）、SLE などの膠原病〔軽症の SLE 脳症〕などがあります [11, 12]。

④ α 波が見つかったら、次にその波形が律動的か否かを判定します。また同時に反応性が良いかどうかも調べます。α 波は通常周波数が一定で揃っており（組織化：organization）、振幅が大きくなったり小さくなったりします（振幅の変動：modulation、**図2-2**）。組織化、modulation が良好で律動的な場合は良いのですが、α 波の波形が非律動的な場合、次にその原因を考えます。原因としてはおおざっぱに以下の四つが考えられます（4 つの原因が混在している場合もあります）。

α波自体の出現が良くない、組織化、modulation が良くない：再度開閉眼や音刺激、体動、場合によっては痛み刺激も与えて、一番覚醒度の高いところを探し、それでも α 波の出現が悪い場合は、軽度の意識障害や覚醒度の低下を疑います。まず開閉眼、音刺激などを与えてそれに対する反応を見ます。通常開閉眼により優位律動（α 波）は抑制されます（*a*-blocking）。「ウトウト」状態（drowsy）の時に開眼させると覚醒度が上がりますが、それで覚醒状態の脳波活動が見られない場合は、痛み刺激なども考慮します。

　α 波自体の周波数が揃っていなかったり、振幅の変化が乏しかったりした場合は組織化、modulation が良くないと判定します。この場合、被検者の年齢も考慮する必要があり、高齢者では α 波の周波数が遅くなったり、組織化、modulation が良くなかったりする場合もあります。

背景活動に速波や徐波、鋭波や棘波が混入している：背景に薬剤性の速波が混入している、また非突発性異常の徐波が混じていると、α 波が非律動的・非連続的に見えることがあります。この場合は双極導出のモンタージュに切り替えて、いくつかのモンタージュを見比べて、それぞれの波形を分離すると、α 波自体が律動的かどうかわかります。

非突発性異常の混入がある：器質的異常を疑わせる非突発性異常が混入していると、一見優位律動の組織化が不良に見えます。ただこれも双極導出のモンタージュに切り替えて、いくつかのモンタージュを見比べてそれぞれの波形を分離すると、α 波自体の組織化不良かどうかがわかります（→P.65「非突発性異常」参照）。

突発性異常の混入がある：突発性異常を示唆する鋭波、棘波、棘（鋭）徐波複合などが混入していないか注意します。疑われる場合、これも双極導出のモンタージュに切り替えて、しかもその中でモンタージュを変えてそれぞれの波形を分離することで、α波自体の組織化不良かどうかがわかります（→P.80「突発性異常」参照）。

⑤α波が見つかり、その出現もある程度良ければ、さらに優位律動の分析を行います。

　　このためにはまずα波の出現が多く、視認しやすいページを選び、モンタージュを基準電極導出法に変えてO1、O2のチャネルを中心に見ます。振幅、周波数、左右差、周波数が一定であるかどうか、組織化、振幅の変動などをチェックします。**振幅は常に50%以上の左右差がある場合は異常と判定しますし、周波数は常に1Hz以上の左右差があった場合を異常と判定します。**

　　次に双極導出にモンタージュを変えて優位律動の電位分布を調べます。一般的に基準電極導出から双極導出に変えると、一見α波の出現しているチャネルが少なくなったように見えます。これは基準電極導出では側頭部までα波が広がった時には耳朶電極の活性化が起こるためで、基準電極導出では優位律動の分布を正確に推定することができません。また耳朶電極の活性化のために、基準電極導出では一見α波が広範に前頭部にまで広がっているように見えます。これをびまん性α（diffuse α）と表現してはいけません。

⑥この段階で異常と誤りやすい生理的リズムの混入がないかどうかをチェックします。このような波形として、若年者後頭部徐波（posterior slow waves of youth）、ミュー律動（Mu rhythm）、ラムダ波（lambda waves）などがあります。

若年者後頭部徐波（posterior slow waves of youth、 図2-4 ）：名前の通り、20歳くらいまでの若年者では後頭部にα波に混じって2〜3Hzの徐波の混入がよく見られます。α波と徐波が重なることにより、棘徐波複合のように見えることがあり注意が必要です。見分け方のコツは、この徐波は優位律動と同じ反応をすることです。開眼により抑制され、「ウトウト」状態（drowsy）になれば消失することから、棘徐波複合と鑑別することができます。反応性がなければ後頭部の徐波として記録しておきます。

背景活動の判読

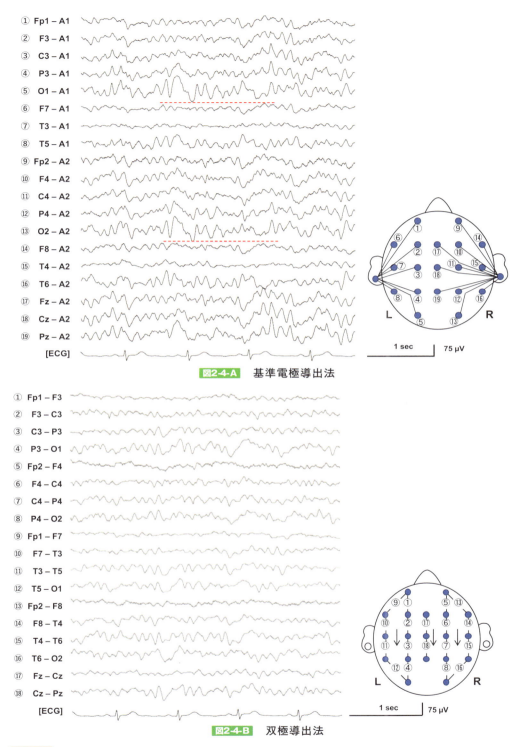

図2-4 若年者後頭部徐波の例
18歳、女性
A：基準電極導出法による記録。後頭部にα波と一緒にδ帯域の活動が出現している（赤点線）。
B：この症例の縦の双極導出法での記録。

ミュー律動（Mu rhythm、図2-5）：中心部やや右寄り、もしくは左寄り（C3、C4）から出現する 7〜11 Hz の α 波に似た、基準電極導出で見るとギリシャ文字の μ（ミュー）に波形が似た活動です。名前もこの波形に由来しています。α 波とは異なり、開眼で抑制されず、開眼してもそのままずっと出現が続きます。しかし、出現している電極と反対側の手を握らせると消失します。この手技は脳波検査の技師さんがこの活動について知っていないと行ってもらえません。残念ながらこの記録では反対側の手を握ったり開いたりする指示は行われていません。

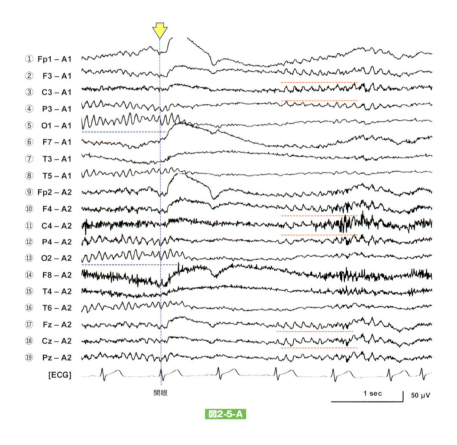

図2-5-A

背景活動の判読

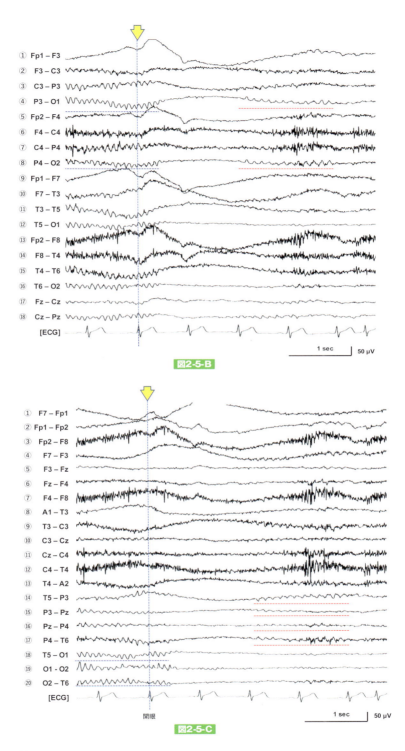

図2-5-B

図2-5-C

図2-5 ミュー波
19歳、男性。全般起始てんかん治療中の脳波記録。
A：基準電極導出法の記録。開眼すると（矢印）後頭部のα波（青点線）が消失し、頭頂部中心に波形がギリシャ文字のμ（ミュー）に似た活動が出現している（赤点線）。Mu波が中心部中心に見られる。振幅はやや左の方が高い。
B：縦の双極導出での記録。
C：同じ部位を横の双極導出法の記録でみたもの。この活動はT5-P3（⑭）と、P3-Pz（⑮）、Pz-P4（⑯）との間でわずかに位相の逆転が見られている（赤点線）。

ラムダ波（lambda waves）：これは小児に多く出現しますが、若年成人でも見られることのある後頭部に出現する鋭波活動です。α波と同じく後頭部に出現しますが、開眼時に被検者が天井の模様や視覚パターンを見ている時に出現します。開眼して模様を追視する衝動的眼球運動が起こっている時に出現しますので、閉眼を命じたり、脳波とビデオモニタを同時記録している時はそれで目の動きを確認したり、目の前に模様のない真っ白な紙をかざすと消えることでも確認できます[11]。

⑦ 最後にα波の分布を調べます。正常人でのα波の分布は側頭部ではせいぜいT5、T6、頭頂部ではP3、P4くらいまでです。それを越えて2個くらい先の電極、例えばF7、F3、F4、F8近くにまで分布が広がっている場合は脳機能の低下が疑われます〔びまん性α（diffuse α）〕。また左右で分布が対称的でなく、**1電極以上の分布の差が常に認められた場合も、異常の可能性が高いと考えた方が良いでしょう**[11, 13]。具体的なα波の分布推定法は、**図1-9**（→P.19）を参考にしてください。

II. 意識障害や覚醒度低下の判定

被検者の覚醒度が低下しているのか意識障害なのかは、被検者をちょっと見ただけではわからず、痛み刺激や音刺激を行った上で神経学的所見をとり、賦活法を加えて脳波を記録しなければわかりません。ただ「現状記録」といって延々と脳波の記録を流すだけでは、一部「非けいれん性てんかん重積状態」などといった特殊な場合を除いて何の情報も得られません。一般的に覚醒度の低下の場合は痛み刺激や音刺激、光刺激などの賦活を繰り返して行うことで、正常覚醒時の脳波に戻すことができます。これに対して最大レベルの外的刺激を用いても正常覚醒時の脳波を誘発できない、あるいは誘発できてもslow α波のような活動しか誘発されない場合は、中等度以上の意識障害が起こっていると考えた方が良いでしょう。

背景となる疾患や原因がはっきりせず意識障害が起こる場合は、脳症（encephalopathy）の状態である可能性が高いと考えられます。脳にびまん性の機能異常をきたした病態を「脳症」と呼びますが、その病態は様々で脳症では脳のエネルギー代謝の障害が起こっていると考えられます。種々の病因によって起こる脳症は、「代謝性脳症」という広義の概念で表すことができますが、脳波検査でその原因を特定することはできません。しかし脳症の重症度の判定や予後の予測をするために、脳波は大事な手がかりを与えてくれる検査です。急性の脳症では原因が何であれ、臨床の重篤度と脳波所見には高い相関性が見られます[14]。背景活動の変化の有無だけでなく、刺激に対する脳波の反応性が重要な評価項目となります[14-17]。

■ 軽度脳症

意識混濁と昏迷状態では優位律動のα波は徐波化し、前頭部にまで広がります（diffuse α）。また、障害度に応じてθ波が出現し、さらに脳機能が低下するとθ波の分布は後頭部優位から全般化し、視覚刺激に対する反応性が低下してきます。しかし外部からの刺激により背景律動の振幅の低下、速波化、徐波の減少などの反応性が明らかに見られます。

■ 中等度脳症

間欠的にδ波が前頭部優位に出現します。場合によっては低振幅不規則活動（α波やθ波）と高振幅徐波（θ波もしくはδ波）が変動しながら、あるいは交代性に出現し、外部からの刺激により高振幅徐波は抑制される傾向があります。しかし刺激により覚醒度が上昇しているにもかかわらず高振幅徐波が増強する場合は、それを奇異性覚醒反応（刺激誘発性δ活動）と呼びます。

■ 重度脳症

高振幅δ活動が主となり、それより速い活動は消失します。また外的刺激による反応性は消失します。障害がさらに進むと全ての背景活動が低振幅化（20 μV 以下）するか、変化に乏しい比較的低振幅な（100 μV 以下）δ波主体になります。さらに増悪すると、群発・抑制（burst suppression）のパターンを呈することもあります（図2-6）。最重症例では電気的に無活動となり、場合によっては脳死の判定が必要になります。一般的にこれらのパターンが見られた場合は、薬物中毒、低体温症などの場合を除いて成人では予後は不良と考えた方が良いでしょう。

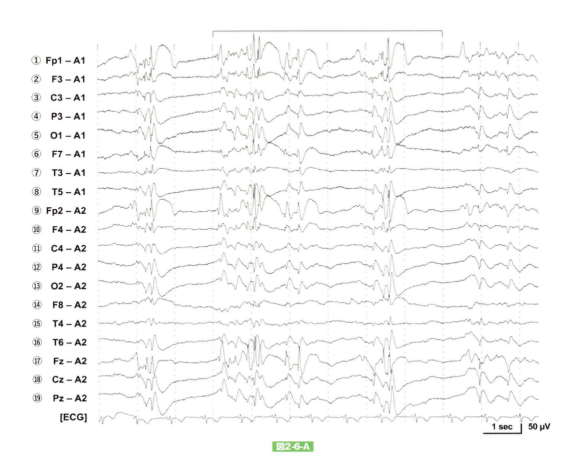

図2-6-A

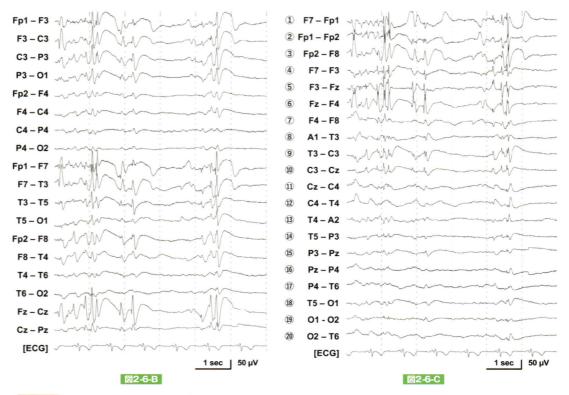

図2-6 burst suppressionパターン
50歳代後半、男性。心停止後、蘇生した症例。
(**A**) 基準電極導出法での記録。両側同期性に不規則高振幅徐波複合が出現し、その間欠期では背景脳波が抑制され平坦となった状態である。群発・抑制パターンがわかるよう、時間軸を1.5 cm/secにしている。重篤な脳障害を示唆するが、バルビツール系薬物中毒でも出現する。(**A**) の横線の部分を (**B**) に縦の双極導出のモンタージュ、(**C**) に横の双極導出のモンタージュで示した。

脳症に特徴的な脳波所見

いくつかの脳症では特徴的なパターンが見られることがあります。

肝性脳症（ 図2-7 ）：基準電極導出法で陰性－陽性－陰性の三相性波形（三相波）が見られることで有名で、陽性成分が目立ちます。これ以外にθ波主体の背景活動、びまん性δ活動などの脳波も見られます。三相波は前頭部優位に出現しますが、肝性脳症に特徴的なものではなく、他の代謝性脳症でも出現します（尿毒症など）。三相波は血中アンモニア濃度とは必ずしも相関しませんが、臨床症状よりは感度が高く出現するとされています。

背景活動の判読

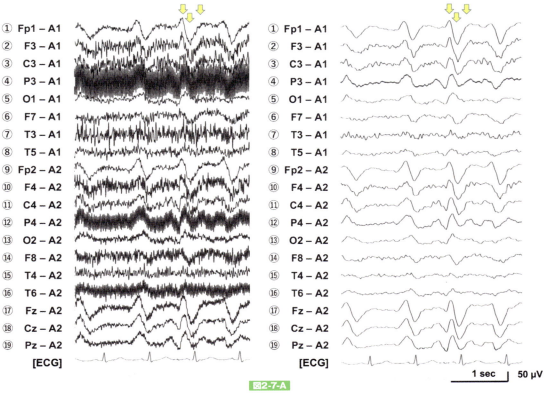

図2-7-A

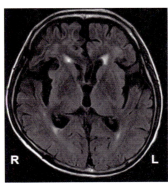 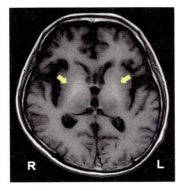 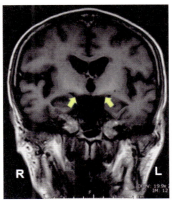

図2-7-B

図2-7　肝性脳症
　67歳、男性。アルコール性肝障害で半昏睡状態のポータブル脳波計記録（基準電極導出法）。血中アンモニア値　269 μg/dL（正常値：15～80 μg/dL）。
A：（左）ではアーチファクトの混入が強い。高域遮断フィルタ（HF 15.0 Hz）を使って交流や筋電図のアーチファクトを除去すると、（右）前頭部優位に三相波〔陰、陽、陰（矢印）〕が出現している。後頭部のα波の出現は見られず、重度の脳症の所見。αのように見えるのは、HFを入れて筋電図の低周波成分が残ったためである。HFを用いると、アーチファクトのノイズは消えるが、三相波の鋭波が鈍くなっていることに注意。
B：頭部MRI画像。左からT2 FLAIR画像、T1強調画像、T1強調冠状断画像を示す。T2 FLAIR画像でははっきりしないが、T1強調画像で肝性脳症に特徴的な大脳基底核（被殻）の部分の高信号を認める（矢印）。

低酸素・無酸素脳症：脳が虚血状態になるとその持続時間に応じて脳波所見は変化します[16]。心停止による脳血流の途絶後、7〜13秒後に高振幅徐波が出現し、背景脳波の周波数が低下します。4〜8分脳の無酸素状態が続くと不可逆性の脳障害が起こります。重度脳症のパターンを呈する場合（電気的無活動、群発・抑制パターン：burst suppression pattern、図2-6）を呈する場合、予後はきわめて悪いと考えた方が良いでしょう。α昏睡（図2-8）や周期性脳波パターン（図2-10）を呈することもあります。また幸い回復した後、姿勢時に激しいミオクローヌスが起こる Lance-Adams 症候群が起こることもあります。

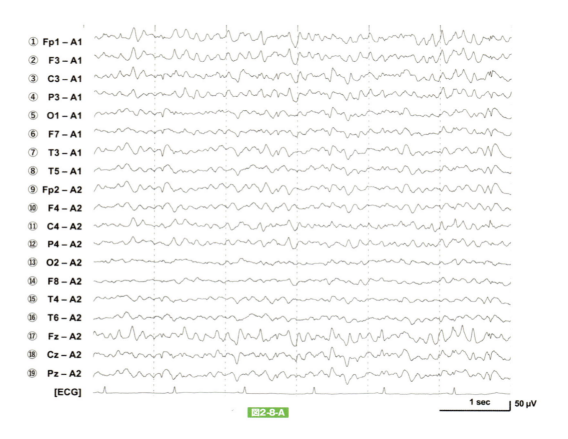

図2-8-A

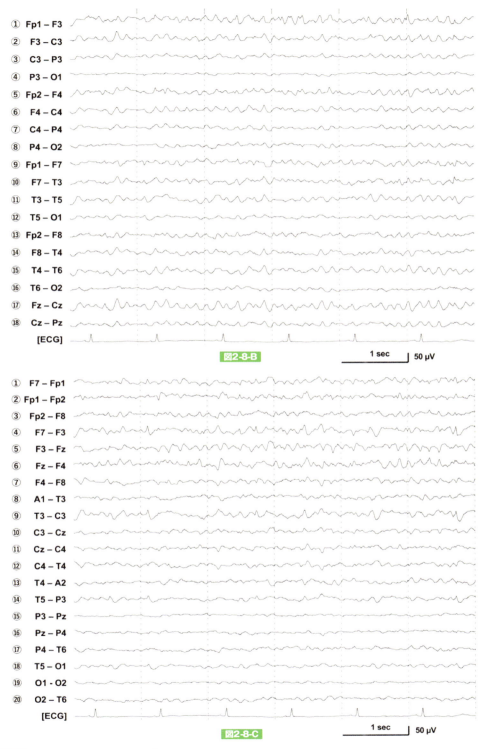

図2-8 α昏睡（alpha coma）
38歳、女性。意識障害。
A：基準電極導出法での記録。α波の分布がびまん性であることがわかる。外的刺激に対して、反応はない。
B：縦の双極導出法での記録。
C：横の双極導出法での記録。双極導出法でもα波の分布がびまん性で前頭部に拡がっていることがわかる。

尿毒症：軽症では背景活動の徐波化があり、中等度では奇異性覚醒反応などが見られます。尿毒症でも20％に三相波が出現し（ 図2-7 ）、BUN の値と一部相関があります。

低血糖・高血糖：低血糖の脳波は個人差が大きく、血糖値との相関が乏しいことが多いようです。初期の脳波変化として過呼吸への感受性が高まり、高振幅不規則δ波や、やや律動的δ活動が出現し、終了後も異常波の出現が遷延化します。一般的には50〜80 mg/dL のレベルになると背景活動の徐波化が起こり、40 mg/dL 以下になるとθ波やδ波が中心となり、てんかん型の異常波形が出現することもあります。低血糖性の昏睡状態になると、脳波の電気活動は著明に抑制されます。一方高血糖では、ケトアシドーシスなどになり意識レベルに影響が出ない限り、あまり脳波に異常は見られません。

低体温症：体温が30℃以下になると脳波に異常が見られはじめ、20〜22℃になると群発・抑制パターンが出現し、18℃以下になると完全に脳波の電気活動は著明に抑制されます。低体温症の場合は脳波の変化は可逆性なので、脳死判定の時には低体温を除外する必要があります。また最近では重症の脳出血や頭部外傷、頭部手術などで、人工的に低体温療法を行う場合もありますので注意しておく必要があります。

橋本脳症：甲状腺機能が正常あるいは補正して正常値を示しているにもかかわらず、けいれん、昏迷、ミオクローヌス、認知症、昏睡、錐体路徴候、小脳症状などの多彩な神経精神症状をきたす一種の自己免疫性脳症です。サイロイドテスト（抗 Tg 抗体）、マイクロゾームテスト（抗 TPO 抗体）などが高値を呈することが多いのですが、患者血清中にαエノラーゼの N 末端に対する抗体（抗 NAE 抗体、NH$_2$-terminal of alpha-enolase）が特異的に出現することが診断マーカーとして有用とされています[18]。脳波では背景活動の徐波化、三相波（ 図2-7 ／→P.50 参照）、FIRDA（ 図2-15 ／→P.72、77 参照）、発作波、周期性鋭波パターンなど多彩な脳炎の所見を示します[19]。

自己免疫性脳炎：抗 NMDA 受容体抗体、抗 VGKC 抗体、抗 AMPA 受容体抗体などによる自己免疫性辺縁系脳症をきたす疾患ですが、近年抗 GABA$_A$ 受容体抗体、抗 GABA$_B$ 受容体抗体、抗 mGluR5 受容体抗体、抗 LGI1 抗体などでも辺縁系脳炎や脳炎が起こることが知られています。臨床症状は非常に多彩で、60％以上に精神神経症状が起こった後に腫瘍が発見されるので注意を要する疾患です[20,21]。脳波にはほぼ半数にてんかん性の異常脳波が見られます。NMDA 受容体抗体脳炎では extreme delta brush という特徴的な脳波所見を認めますが、これは2〜2.5 Hz の律動的δ活動に律動的β活動が重なって出現するもので、これを認めると重篤な障害があることを示唆し、経過や予後が悪いことを意味する所見です[22]。

■ 周期性脳波パターン

　ある種の脳症、脳炎やてんかん発作では周期性脳波パターンが出現します。この時は周期性放電の間隔（短周期性、0.5〜4秒）と長周期性（4〜30秒）や分布（一側性、両側独立性、

全般かつ両側同期性）などの出現様式に気をつけて分類します。分類がはっきりわからない時には被検者の覚醒度、放電の間隔、分布を記録するようにします。

一側性周期性放電〔lateralized periodic discharges: LPDs、旧・周期性一側性てんかん型発射（periodic lateralized epileptiform discharges: PLEDs）〕（図2-9）：一側性に同期的に100〜300 ms持続する表面陰性の高振幅複合波で、出現周期は最大3 Hzまでです。鋭波や棘波を伴い、多形性鋭徐波の形態をとることもあります。その多くは急性局所性破壊性病変（脳梗塞、脳腫瘍、脳血管障害など）や亜急性/慢性病理（てんかんや血管障害など）の一側性病変で一時的に見られます。このようにてんかん発作以外の疾患でも出現しますので、てんかんを示唆する「てんかん型」という名称は使わなくなってきています[23]。

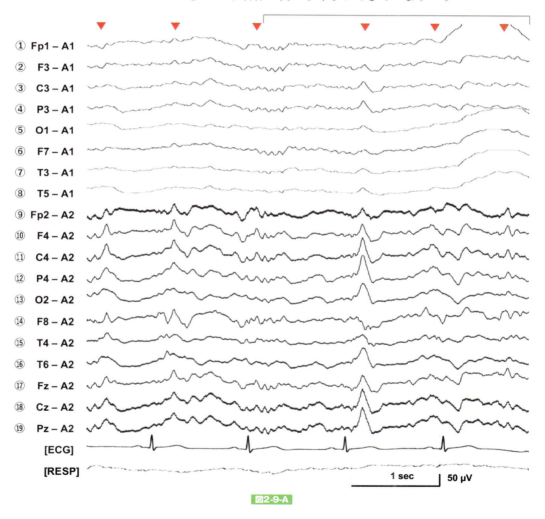

図2-9-A

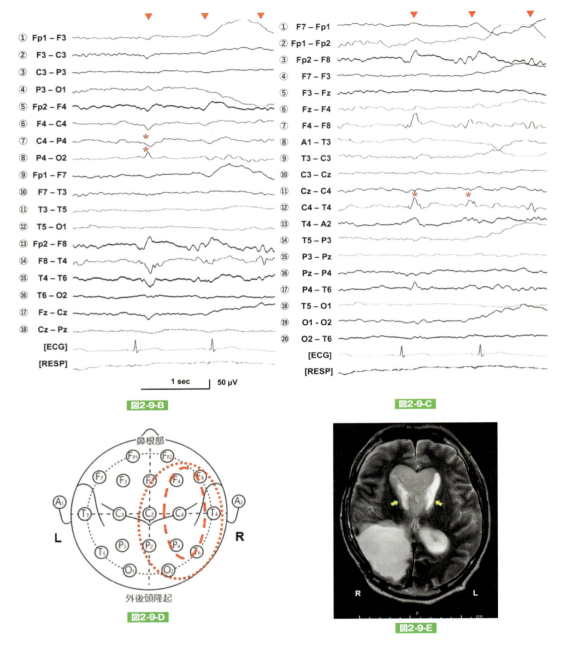

図2-9　一側性周期性放電（LPDs）、周期性一側性てんかん型放電（PLEDs）

53歳、男性。右後頭葉動静脈奇形（AVM）を伴う膠芽腫の症例で、ガンマナイフ照射2回、外科的摘出術後症候性てんかん発作を繰り返している。

- **A**：てんかん発作重積の後に記録した基準電極導出法の脳波記録。右半球の前頭から中心部、頭頂部にかけた広い領域から一側同期性に高振幅の鋭徐波複合（▼）が出現しており一側性周期性放電（LPDs）と判定した。(A)の横線の部分を（B）(C)に双極導出のモンタージュで示した。
- **B**：縦の双極導出の脳波。約1秒の間隔で右半球の前頭部から中心部にかけた領域〔F4-C4（⑥）、C4-P4（⑦）およびC4-P4（⑦）、P4-O2（⑧）〕で位相の逆転（*）が見られる。
- **C**：横の双極導出のモンタージュでも、位相の逆転（*）が右中心部（C4）付近で見られ、同部付近に最大電位がある。
- **D**：高振幅複合波の分布を調べたもので、右半球に広範にLPDが分布している。
- **E**：被検者のMRI T2強調画像。右後頭部に術後性の広域な変化を認め、両側脳室壁に沿って腫瘍が進展して（矢印）脳室の拡大が生じている。

両側性独立性周期性放電〔bilateral independent periodic discharges: BIPDs、旧・両側性独立性周期性一側性てんかん型発射（bilateral independent periodic lateralized epileptiform discharges: BIPLEDs）〕：両側性に独立性（非同期的）に表面陰性の棘波、鋭波、多棘徐波からなる二相性、三相性ないし多巣性複合波が出現します。変動はあるものの徐波が続き、持続は 60～600 ms（典型的には 200 ms）ほどです。振幅は 50～150 μV（時に最大 300 μV）で出現し、非対称性で 0.5～2 Hz で繰り返します（稀に最大 10 秒程度）。その多くは一時的な現象で、急性局所性破壊性病変（脳梗塞、脳腫瘍、単純ヘルペス脳炎など）や亜急性/慢性病理（てんかんや血管障害など）で見られます[23]。

短周期性全般性放電〔periodic short-interval diffuse discharges: PSIDDs、旧・周期性同期性放電（periodic synchronous discharges: PSD）〕（図2-10）：わが国では Creutzfeldt-Jakob 病（CJD）の約 2/3 に見られる周期性同期性放電（PSD）が有名ですが、欧米では periodic sharp wave complexes（PSWC）や、**generalized periodic discharges（GPDs）**と形容されることが多くなっています。CJD の他にも肝性昏睡、無酸素脳症、薬物中毒、非けいれん性

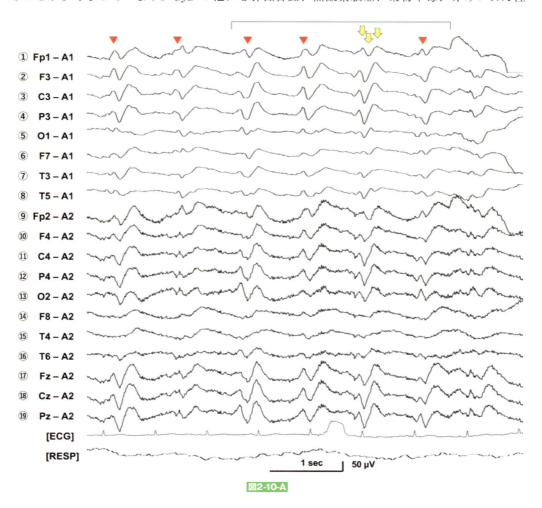

図2-10-A

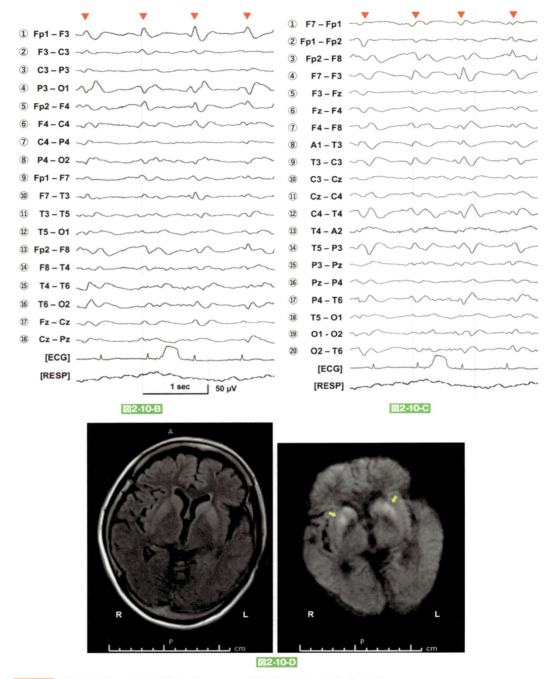

図2-10 短周期性全般性放電（PSIDDs）、周期性同期性放電（PSD）
74歳、女性。クロイツフェルトヤコブ病（CJD）。
A：基準電極導出法での記録。電位分布はそのまま電位の大きさを表しており、約1秒に1回の割合で陰-陽-陰(矢印)の3相性の鋭徐波複合が周期性に出現している（▼）。以下（A）の横線の部分を（B）（C）に双極導出のモンタージュで示した。
B：縦の双極導出法の記録。周期性の鋭波活動が出現している（▼）。
C：横の双極導出のモンタージュでも、約1秒に1度の割合で周期性の活動が出現している（▼）。
D：頭部MRI画像。左にT2強調FLAIR画像、右に拡散強調画像（DWI）を示す。右のDWI画像では体動（ミオクローヌスによる不随意運動）によるアーチファクトが入っている。左のFLAIR画像ではほとんど異常は見られないが、右のDWI画像では両側尾状核と被殻に高信号領域があり（矢印）、画像および脳波所見からCJDと診断された。

てんかん重積状態でも PSIDDs（GPDs）は出現します[23]。

長周期性全般性放電（periodic long-interval diffuse discharges: PLIDDs）：亜急性硬化性全脳炎（subacute sclerosing panencephalitis: SSPE）では、長周期性（3秒前後）の多相性の全般性高振幅鋭徐波複合を認めます。SSPE におけるミオクローヌスに関連した放電です。

昏睡時における特殊な脳波パターン：昏睡時には覚醒時に出現するα、β波や睡眠時に出現するθ、δ、紡錘波に似た波が出現します。しかしこれらの波形の周波数は正常波に近くても病的状態で出現する波であり、その性質や形状が正常波と異なっています。一般的に多かれ少なかれ外的侵害刺激に対して反応性が乏しいのがその特徴といえます。したがって記録中にこれらのパターンが疑われた場合は刺激を与えることが重要になります。また脳障害の程度がひどくなるにつれて、低振幅化ないし群発・抑制パターンをとるようになり、最終的には脳死（電気的無活動）状態になります[24]。

α昏睡（alpha coma、 図2-8 参照）：α昏睡は昏睡患者の脳波がα波優位である状態を指します。心肺停止、無酸素脳症、中毒性脳症、脳幹病変などで出現します。この波形が出現する場合は被検者の予後が不良であることがしばしばです[25]。

β昏睡（beta coma）：12～16 Hz のβ波にα、θ、δ活動が混入します。深昏睡状態ならば反応性は見られません。薬物中毒で多く見られる波形で、昏睡は可逆性で予後も良好です。

θ昏睡（theta coma）：θ波が優位でα波やδ波が混入します。刺激に対して反応が悪く、α昏睡と同じく予後不良です。

δ昏睡（delta coma）：進行性脳症や昏睡状態で高振幅の多形性δ波、律動的δ波、三相波様δ波などが前頭部優位に出現します。初期には反応性が見られますが、重篤になると無反応になります。皮質下白質の障害や代謝性脳症で見られます（→P.232「高度異常脳波2」参照）。

紡錘波昏睡（spindle coma）：低振幅のθ、δ波に加えて紡錘波が出現します。種々の原因で起こりますが、頭部外傷でよく見られ、この場合は視床以下で橋・中脳接合部付近の障害が原因とされています[25]。刺激により K 複合が出現することもあり、VST も見られることがあります。紡錘波が出現することは大脳半球の機能が保たれていることを示しているので、刺激に対する反応性があれば予後は良好です。

群発・抑制パターン（burst suppression pattern、 図2-6 ／→P.49 参照）：同期性にθ/δ帯域の不規則高振幅徐波複合が出現し、時に棘波や速波を交え、その間欠期では背景脳波が抑制され平坦になる（10 μV 以下）パターンです。これは重篤な脳障害を示唆しますが、薬物中毒や麻酔状態でも出現します。

無反応性低振幅徐波パターン（low-voltage slow, nonreactive pattern）：心停止後に低振幅で無反応性の脳波が出現します。予後不良で死亡するか、植物状態になります。

大脳電気的無活動（electrocerebral inactivity）：視認できる脳電位活動は 2 μV 以上であり、それ以下の活動は電気的ノイズと区別がつきません。この状態は脳波学的には最重度の障害で、刺激に対して全く無反応です。ただ、低体温状態と薬物中毒は必ず鑑別しなければなりません。法的脳死判定時には、双極導出では電極間距離を少なくとも 7 cm 以上とり（ 図1-5-A の BP1 モンタージュのような電極を一つ飛ばしたモンタージュなどを使う／→P.9 参照）、感度を 4〜5 倍に上げても平坦であることを確認しなければなりません。

Ⅲ．アーチファクトの判別

　「脳波判読作業の 2/3 くらいは、アーチファクトと発作波と間違われやすい正常範囲内の脳波波形（正常亜型）の判読に費やされる」といわれるくらいアーチファクトの判読は重要です。特に初心者はこれらの判定に十分時間を費やして誤診を防がなければなりません。アーチファクトには体動、眼球運動、筋電図、心電図、外部からの交流電流の混入や電極の不具合などがあります。見て明らかなアーチファクトもあれば、脳波と紛らわしく判断に窮するものまで様々です。「脳波は広がりを持った電位分布（2 個以上の電極で記録される）を呈するのに対して電極のアーチファクトには広がりがなく、1 個の電極で説明できる」という原則に従って判読を進めてください。

■ 体動

体動はほとんど全部の誘導に大きな揺らぎのような波が入るので、鑑別にそれほど困りません（ 図1-15-B ／→P.31 参照）。体動による一見徐波的な波の混入が多い場合、ローカットフィルタ（低域遮断域フィルタ〔low-cut filter: LF〕）を用いて体動アーチファクトの影響を減らすこともできます。しかし LF を用いると、病的な徐波を検出しにくくなることには留意しなければなりません。体動は痛み刺激、音刺激、光刺激などの覚醒を行った直後に起こることもあれば、傾眠状態や睡眠状態に陥った際、VST や K 複合が出た後に体動が起こることもあります。この時は体動が起こった後に覚醒状態の優位活動が出現しやすくなるので、背景活動が出現しにくい人の判読に役立ちます。

■ 眼球運動（ 図1-11 ／→P.25 参照）

網膜は陰性に帯電しており、そのために相対的に角膜は陽性に帯電しています。つまり眼球が動くと陽性の電荷が電極に近づいたり離れたりすることになります。最も頻繁に認められる眼球運動は瞬目時のベル現象で、目をつぶると眼球は上転します。ずっと閉眼している場合はそれほど問題にならないのですが、開眼して瞬目するとそのたびに眼球は上転し、特に前頭極部の電極（Fp1、Fp2）には陽性の下向きの振れとして記録されます（ 図1-11 ）。これだけならば単純なのですが、これに持続的に出現する眼振などの眼球運動が加わると、前頭

部（F3、F4）や前側頭部（F7、F8）の電極にも影響が出て、前頭部の徐波活動と見誤ることもあります（**図1-16**／→P.33 参照）。初心者は前頭部の徐波活動について「眼球運動ではないか」と、常に意識するようにしてください。脳波計のチャネルに余裕があれば、垂直方向、水平方向の眼球運動をモニターしておくようにするのも、眼球運動によるアーチファクトの鑑別に有効です（**図1-16-D**）。

■ 筋電図

筋電図の混入はしばしば見られるアーチファクトで、特に前頭筋や側頭筋の筋電図が多く混入します。また、被検者によってはリラックスしているつもりでも歯ぎしりのように咬筋に力が入っている場合もあります。ただ、筋電図の周波数は通常脳波より遙かに速く波形も違いますので、通常筋電図を脳波と見誤ることはありません。しかし、筋電図のアーチファクトの混入がひどいと脳波の判読に支障をきたしますので、この時は高域遮断フィルタ（high-cut filter: HF）を用いて筋電図アーチファクトの影響を減らすこともできます（**図2-7-A**／→P.51 参照）。しかし HF を用いると、鋭波や棘波を検出しにくくなることには注意しなければなりません。

■ 心電図

脳波は μV（マイクロボルト）の単位で頭部表面に出現し、心電図は mV（ミリボルト）の単位で体表面に出現しています。α 波と QRS 波ではおよそ 100 倍近い電位差があります。このため脳波の電極に心電図が混入することは結構ありふれたことで、特に心電図は耳朶や側頭部電極（T3、T4）に混入しやすく、側頭部の焦点発作や FIAS 等で覚醒時や傾眠時に側頭部に見られる小鋭棘波（small sharp spikes: SSS）（後述、**図2-22**／→P.88 参照）と見誤ることがよくあります。これも常に心電図をモニターして、SSS らしき波形が見られた際は必ず心電図との関係をチェックするようにすれば、見誤ることはありません。また心電図とは違いますが、側頭動脈の拍動（脈波）が一見側頭部からの徐波活動のように見えることがあります。しかし、これも心電図をモニターして、徐波活動が心電図と常に一定の間隔を保っていないかチェックすれば鑑別できます。なお、左耳朶に混入する心電図（R 波）の極性は陽性、右耳朶に混入する R 波の極性は陰性であるため、心電図は左半球では陰性の振れ、右半球では陽性の振れとなります（**図2-11**）。

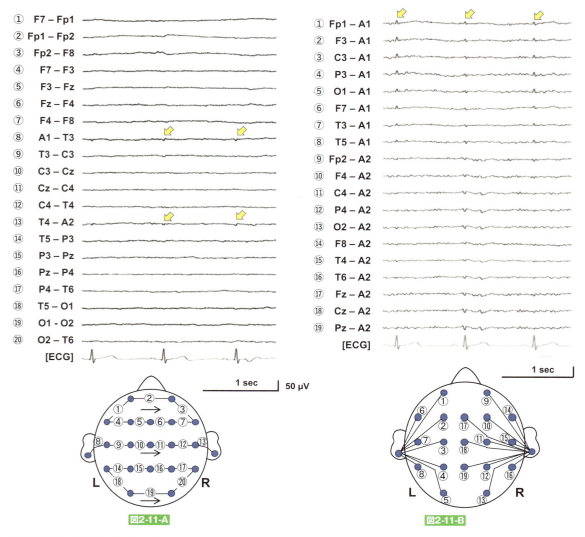

図2-11 心電図の混入によるアーチファクト

A：双極導出では両側側頭部に周期的に出現する鋭波が見られる。α波が出現していないので、ウトウト状態であり、一見小鋭棘波（SSS）のように見える（矢印）。また、側頭部からのFIASも鑑別に挙がる。しかしスケールを当てると、心電図とこの鋭波が一致しており、心電図の混入であることがわかる。
B：基準電極導出法に変えてみると、全誘導に鋭波が心電図に一致して出現している。これは、両側耳朶が心電図を拾っているためである。したがって鋭波は心電図であることがわかる。

■ 外部からの交流の影響

　デジタル脳波計になって、以前と比較すると交流障害は減りましたが、ポータブル脳波計で、集中治療室（ICU）などで記録する場合、他の医療器材の電磁波による交流の影響が現れることがあります。ただこれも交流の周波数は富士川を境にして、東日本では50 Hz、西日本では60 Hzですから、周波数を見てそれが疑われる場合は交流除去フィルタ（ノッチフィルタ）をオンにすれば除去できます。最近のデジタル脳波計では交流除去フィルタが常

備されています。

■ 電極の不具合

比較的よく見られるアーチファクトです。被検者の体動や発汗などによって電極の接触が悪くなった時に鋭波や棘波のような電位（電極ポップ）が記録されます。これも注意して見ると波形自体が通常の鋭波や棘波とは異なります。また、通常1個の電極だけで説明ができて、他の近隣の電極に活動の広がりは見られないことで判別できます（図2-12）。

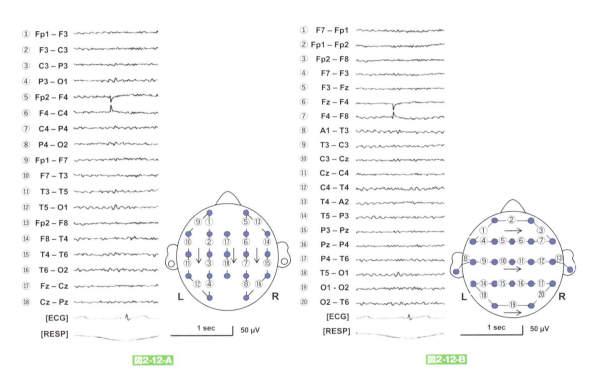

図2-12　電極の装着不良
55歳、男性。全般てんかん発作。縦のモンタージュ（A）でFp2-F4（⑤）、F4-C4（⑥）の電極間で位相逆転が見られる。横のモンタージュに変えても（B）、Fz-F4（⑥）、F4-F8（⑦）の電極間で位相逆転が見られる。しかしながら、これほど振幅が大きくても全く隣接する電極への波及が見られず、波形も通常の鋭波、棘波とは異なっている。このことから、この波形はF4電極の装着不良（電極ポップ）によるものと判断できる。

IV. 背景活動の判定（図2-1／→P.40参照）

ここまで判読してきたらいったん背景活動に関して大雑把に判定を行います。ここで注意しなければならないのは、背景活動の判定は被検者の覚醒状態が一番良い状態で行わなければならないということです。脳波検査を開始すると被検者の方は緊張しているので、通常は脳波の1ページ目にα波が見られます。しかし見られない場合は、病的な意識障害か、正常であれば「ウトウト」した状態（drowsy）になっています。この状態でもα波が出現するこ

とはありますが、組織化、modulation が悪く、周波数も下がってきますので、開閉眼や音刺激をさせたページを参照するようにします。したがって、この時点での判定はあくまでも仮のもので、その後脳波を読み進めていって α 波の出現が良くなっている場合は、それを採用するようにします。繰り返していいますが、背景活動の判定は、脳波の全記録の中で一番良い状態の判定を採用する必要があります。

　背景活動の判定は脳全体の活動が良いかどうかを知る上できわめて重要で、まずこれを大雑把に分類します。その上で非突発性異常、突発性異常の判読を行い、総合判定に持っていくようにします。

第 2 章　各論

非突発性異常

　言葉の順番からいえば、「突発性異常」を説明した後に「非突発性異常」を説明するのがわかりやすいのですが、脳波の判読の場合は「非突発性異常」を判読してから「突発性異常」を判読していきます。「突発性異常」とは背景活動から際立って目立つ突然現れる異常で、てんかん原性を表します。優位活動のα波などとは形、周波数、振幅などの点で区別される一定の波形で、棘波（spike）、鋭波（sharp wave）、棘徐波複合（spike and wave complex）、鋭徐波複合（sharp and wave complex）、多棘徐波複合（polyspike and wave complex）などがその代表です（後述、図2-18-A／→P.80 参照）。一方、「非突発性異常」とは徐波（slow wave）やその群発が中心となり、非突発性異常の判定はそのほとんどが徐波の判読ということになります。

　また突発性異常の場合もそうですが、非突発性異常に属する徐波を見つけた場合、まず**覚醒度の高い時に出現する波かそうでないかを判定します**。一般的に覚醒度の高い時に出現する徐波が病的なものです。

　次にその周波数とともにその波が、「間欠的に出現するのか、ほぼ持続的に出現するのか。持続的に出現している場合は、その時間は大体どれくらいなのか」「全般性に出現しているのか、局所的に出現しているのか」「周期的に出現しているのか、散発的に出現しているのか。周期的に出現している場合は、大体その周期はどれくらいなのか」「律動的に出現しているのか、非律動的に出現しているのか」という点に注意して分類していきます。

　以下、フローチャートに従って、判読を進めていきます（図2-13-A・B）。

I. 非突発性異常の大雑把な判読

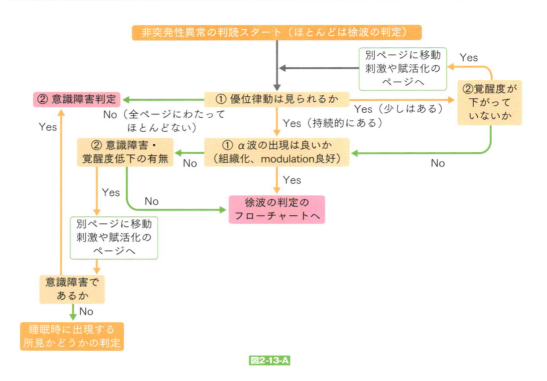

図2-13-A

非突発性異常

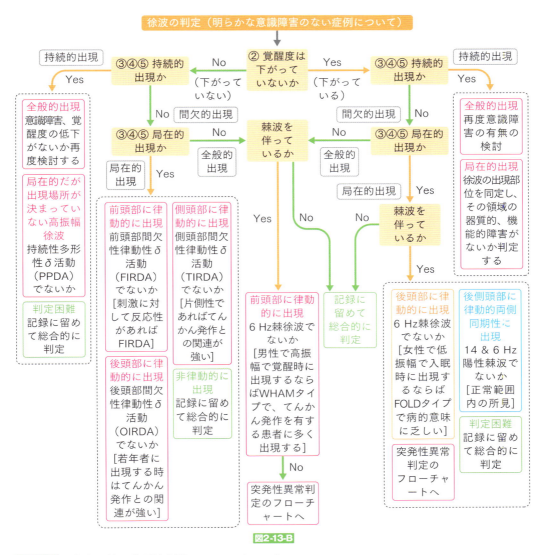

図2-13 非突発性異常脳波判読のフローチャート
A：覚醒度の判定
B：徐波の判定

① まず脳波の第1ページ目を開いて、そこに徐波の混入があるかどうか判定します。徐波の混入があって優位律動が見られない場合は、背景活動を判読したページに移動して、優位律動が存在している状態で徐波が出現しているかどうかを調べます。

② どのページを見ても優位律動の出現が悪いか、出現のない場合は覚醒度の低下や意識障害の有無について検討を行います（→P.48「意識障害や覚醒度低下の判定」参照）。

67

③優位律動が存在している状態で徐波が存在していれば、次にそれが局所的に存在するのか、全般性に存在するのかを検討します。一般的に安静閉眼時に後頭部にα波が出て、覚醒度が高いにもかかわらず徐波が出現している場合は、異常所見と考えた方が良いでしょう。

④覚醒時に出ている徐波は、まず持続的に出現しているものか、間欠的に出現しているものか、大きく二つに分けます（図2-13-B）。

⑤次にその徐波は局所的に出現しているのか、全般的に出現しているのかを検討します。局所的に出現している場合は、その部位に器質的異常や機能的異常が存在している可能性が高くなります（図2-13-B）。

⑥さらにその周波数と振幅を検討します。一般的に周波数が遅くなればなるほど、振幅が大きくなればなるほどその病的意義は高くなります。

⑦次にそれらの徐波の反応性を確認します。音刺激や痛み刺激などに反応して抑制されなければ異常の程度は高くなります。

Ⅱ．徐波の判読

　脳波の判読をする際によくわからなくなる原因の一つとして、いろいろなパターンの脳波波形に種々の名前がつけられていることが挙げられます（例えば、Wicket 棘波や POSTS、PLEDs など）。名前の多くは略語であることも、波形の名前を覚えにくくしており、脳波の判読から遠ざかる原因となっています（→P. X「略語一覧表」参照）。

　そこで一つ気に留めておきたいことは、「（非突発性や突発性異常にかかわらず）異常波を見た時は、その出現頻度や出現形式、分布・局在に注意して分類する」ということです。またその時の被検者の覚醒度にも十分注意を払う必要があります。以下、その点に注意し異常波を分類してゆくようにしましょう。

■ 異常徐波の出現形式（図2-13-B／→P.67参照）

　まず異常な徐波がどのような形式で出現するのかを判定します。覚醒度の高い時に出てくる徐波は大きく二つに分けて判定します。つまり時間的に間欠的に出現するのか、ほぼ持続的に出現するかを判定するのです。出現の頻度については、「脳波によく使われる用語」のセクションで記載していますが、「稀に」は記録の1%以下、「時に」は10%以下（1～10%程度）、「しばしば」は50%以下（11～50%）程度の出現頻度を意味し、非突発性異常（徐波）がこれらの頻度で出現した場合、異常所見として記載します（→P.15「脳波判読でよく使われる用語」参照）。

　明らかに異常な脳波所見がごく低頻度、例えば記録中に1～2回しか出現していない場合も、一応記録に残すようにした方が良いでしょう。それは繰り返して脳波を記録する際に、

非突発性異常

このような低頻度出現の異常波の出現頻度が増加する場合もあるからです。

　次に異常徐波の出現が時間的に間欠的に出現するのか、ほぼ持続的に出現するかを判定します。間欠的な出現とは、異常波の出現している時期と出現していない時期がある状態を示します。次に間欠的な出現をしている場合は、ある程度の周期をもって徐波活動が出現するか、そのような周期なしに出現するかということを調べます（周期的出現の有無）。さらに、時間的に間欠的に出現するのか、ほぼ持続的に出現するか分類します。非突発性異常の中で前者の代表が前頭部間欠性律動性 δ 活動（frontal intermittent rhythmic delta activity: FIRDA）で、後者の代表は持続性多形性 δ 活動（persistent polymorphic delta activity: PPDA）です。

■ 全般的出現と局在的出現（図2-13-B／→P.67参照）

　次に異常な徐波が全般的、もしくは広範に出現するのか局在的に出現するのかを分類します。ここでは、いくつかの持続性多形性 δ 活動と前頭部・側頭部の間欠性律動性 δ 活動・θ 活動を例にとって、そのマッピングも含めて説明します。

■ 異常な徐波が比較的広範に出現する場合〔持続性多形性 δ 活動（PPDA）〕

　図2-14の脳波を見てください。ここでは縦方向の双極導出の脳波を見ます（図2-14-A）。右前側頭部領域から徐波が持続的に出現しており、右前側頭部（F8）のところで位相の逆転が見られます[*]。このことから、この活動は右前側頭部から出現していることがわかります。

　次に、図2-14-B・Cを見てください。閉眼時後頭部から α 波が出ている領域（青点線）でも、開眼して α 波の出ていない領域でも継続してこの活動が出現していることから、反応性に乏しい PPDA と考えられます。なお、図2-14-A で右後頭部の優位律動が左に比べ、低振幅で抑制されていることにも注意してください。頭部 MRI 画像（図2-14-D）を見ると、右側頭部に転移性の腫瘍があることがわかります。

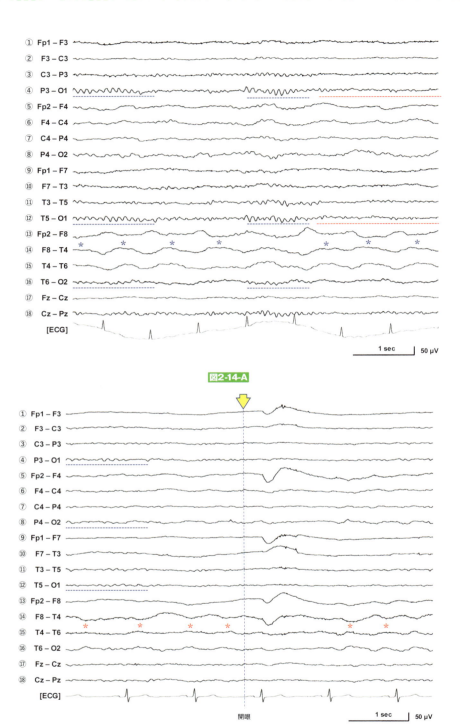

図2-14-A

図2-14-B

非突発性異常

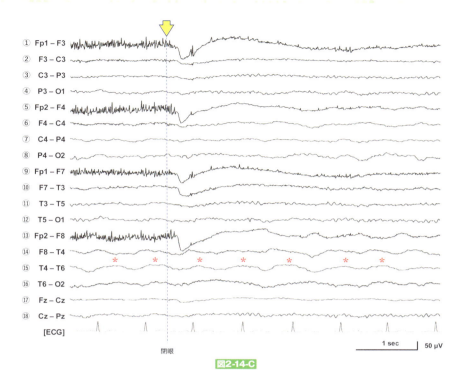

図2-14-C

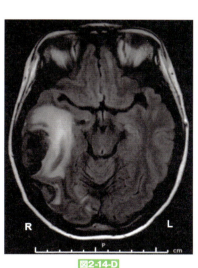

図2-14-D

図2-14 持続性多形性δ活動（PPDAの例）
50歳、女性。右側頭部転移性腫瘍（子宮頸癌）のために頻繁に焦点起始発作が起こっている。以下、全て縦の双極導出法の記録を示す。

A：右側頭部領域から徐波が持続的に出現している。F8のところで位相の逆転がみられており(*)、後頭部からα波が出ている時間帯（青点線）でも、α波の出ていない時間帯（赤点線）でも持続的に出現していることから、PPDAと考えられる。右後頭部の優位律動が左に比べ低振幅で抑制されていることにも注意してほしい。
B：開眼した際の脳波所見。開眼を矢印で示す。右側頭部の徐波活動に変化はないことがわかる。
C：閉眼した際の脳波所見。右側頭部の徐波活動に変化はない。
D：被検者の頭部MRI画像(T2強調FLAIR画像)を示す。右側頭部に転移性の腫瘍を認める。

■ 異常な徐波が比較的局在的に出現する場合〔前頭部間欠性律動性δ活動（FIRDA）〕

図2-15 の脳波を見てください。図2-15-A の縦の双極導出を見ると組織化、modulation が悪いものの右の後頭部からは 8〜9 Hz の α 波が出現しています。右ほどではありませんが、左の後頭部からほぼ同じ周波数の α 波が出ているので、覚醒時の記録ということがわかります（青点線）。一方前頭部を中心に見ると、Fp1-F3（①）、F3-C3（②）と Fp2-F4（⑤）、F4-C4（⑥）で位相逆転がないので end of chain 現象（→P.113「耳朶の活性化と end of chain 現象」、P.250「良い爺さんの Q&A13」参照）から Fp1、Fp2 が最大の電位分布であることがわかります。このことは Fp1-F7（⑨）、F7-T3（⑩）と Fp2-F8（⑬）、F8-T4（⑭）でも位相逆転がないことからも確認され、左右前頭部から間欠的・律動的に δ 帯域の徐波が出現していることがわかります（赤点線）。次に横の双極導出を見ますと（図2-15-B）、やはり前頭部を中心に δ 帯域の徐波が出現していることがわかります。さらに全体の電位を俯瞰するために基準電極導出法での記録（図2-15-C）を見ますと、前頭部に間欠性律動性の δ 波活動が出現していることが確認されます（赤点線）。この活動の分布を見ますと、前頭部に強く δ 活動が出現し（赤点線）、やや右寄り後頭部に優位律動が出現しており（青点線、図2-15-A・B・C）、この活動は FIRDA と同定されます。この症例はアルツハイマー病で、頭部 MRI 画像で両側側脳室下角の拡大が軽度見られ、海馬の萎縮があります（図2-15-E）。

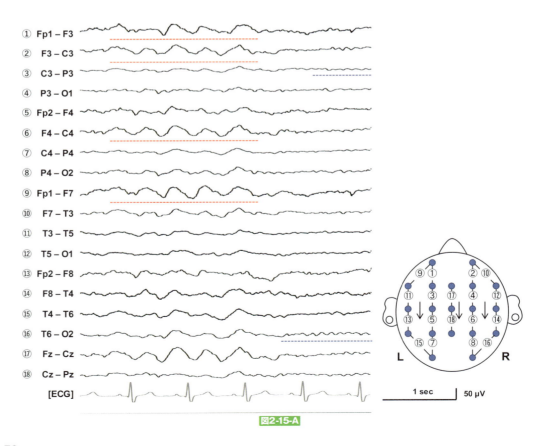

図2-15-A

非突発性異常

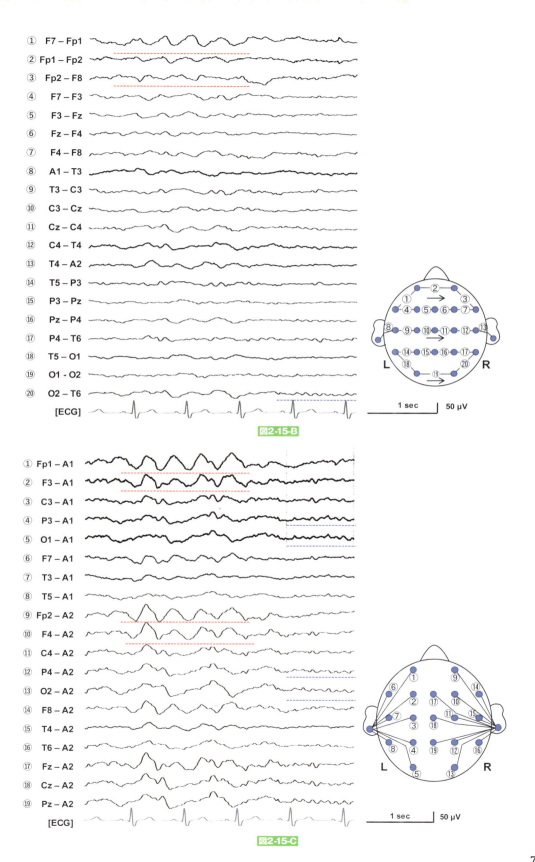

図2-15-B

図2-15-C

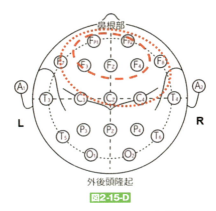

図2-15-D

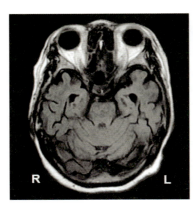 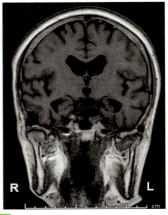

図2-15-E

図2-15 前頭部間欠性律動性δ波（FIRDA）の例
74歳、女性。アルツハイマー病。
A：縦の双極導出脳波を示す。青点線はα波を示すが徐波化している。赤点線で前頭部優位の律動性の徐波を示す。
B：横の双極導出での脳波所見。
C：基準電極導出法での脳波所見。
D：脳波所見で同定した徐波の分布。赤点線で前頭部から出現する徐波活動の分布を示す。
E：頭部MRI水平断（FLAIR画像、左）と、頭部MRI冠状断（T1強調画像、右）を示す。MRI画像で海馬の萎縮により側脳室下角が拡大していることがわかる。

■ 異常な徐波が局在的に出現する場合〔側頭部間欠性律動性δ活動（TIRDA）〕

図2-16 を見てください。 図2-16-A の縦の双極導出を見るとα波は出ていませんが速波が出ており、覚醒度は高いことがわかります。右側頭部や中心部からδ帯域の活動が出ており、F4-C4（⑥）とP4-O2（⑧）、Fp2-F8（⑬）とT4-T6（⑮）との間で位相の逆転がありそうですが、今一つはっきりしません。そこで横の双極導出誘導の記録を見ると（ 図2-16-B ）、Cz-C4（⑪）とT4-A2（⑬）との間、もしくはC4-T4（⑫）とT4-A2（⑬）との間で位相の逆転を認め(*)、T4からδ帯域の活動が間欠的律動的に出ていることがわかります。基準電極導出法での記録を見ると（ 図2-16-C ）、右半球から間欠的律動的にδ活動が出現していることがわかります。δ波の活動はF4（⑩）、C4（⑪）、F8（⑭）あたりで最も大きく、側頭部〔T4（⑮）、T6（⑯）〕は必ずしも一番高いわけではありません。今までの結果を総合する

非突発性異常

と、右耳朶電極（A2）が活性化されていることがわかります。このように側頭部に片側性に間欠性律動性δ活動がある場合を「TIRDA」と呼びます。

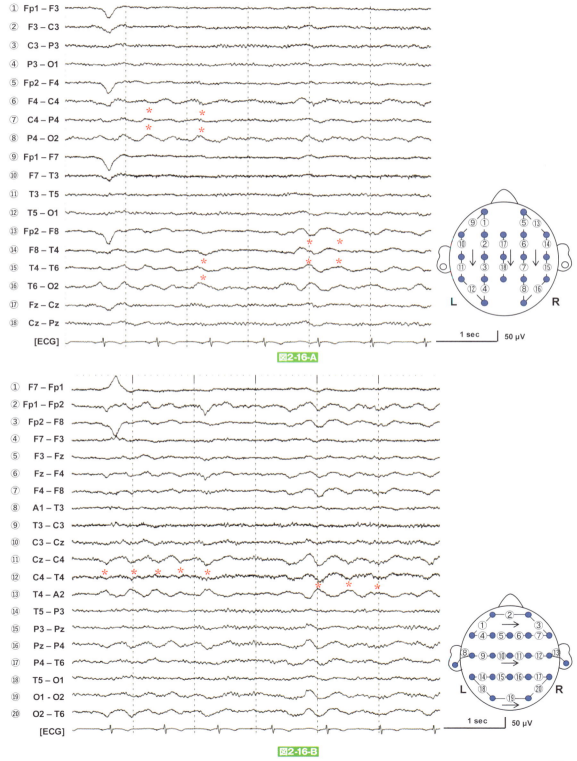

図2-16-A

図2-16-B

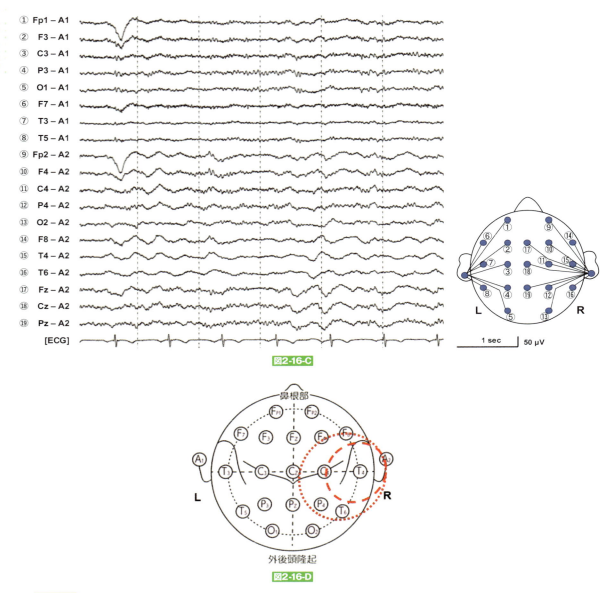

図2-16 TIRDA の例
64歳、男性。右側頭葉てんかん。
A：縦の双極導出法での記録。右側頭部から出現するTIRDAを認める。(*)で示す部分に位相の逆転がありそうだが明確ではない。
B：横の双極導出法での記録。(*)で示す部分に位相の逆転を認める。
C：TIRDAを基準電極導出法で見たもの。双極導出で見られた活動は右側頭部（T4、T6）ではそれほど振幅は高くない。これは右耳朶電極（A2）が活性化されているためと考えられる。
D：TIRDAの分布を赤点線で示す。

Ⅲ．代表的な徐波の判読（間欠的律動的徐波）

　以下、日常診療で比較的遭遇する機会が多く、間欠的・律動的に徐波活動が見られ、しかも局在性がある場合の代表的な徐波活動について述べます。

■ 前頭部間欠性律動性δ活動（FIRDA)

　FIRDA はその名の通り、前頭部優位に間歇的に両側同期性に出現する律動性のδ滑動です。以前は深部脳病変を示唆すると考えられていましたが、最近ではむしろ代謝性、中毒性、炎症性などの原因による軽度～中等度の脳症やアルツハイマー病などの広範な皮質機能低下時にも出現することがわかってきました（図2-15／→P.72 参照）[14, 26, 27]。刺激に対する反応性があり、てんかん発作との直接の関連はありません。

■ 側頭部間欠性律動性δ活動（TIRDA)

　部分発作、中でも FIAS の患者さんで、片側性に側頭部に間欠性律動性δ活動が見られることがあり、これを TIRDA と呼びます。TIRDA はその部位のてんかん型興奮性を示しているといわれており、覚醒度の下がった時にも出現しますが、覚醒時に出現する場合は FIAS との関連が強いと考えられています[28, 29]。傾眠時に出現した場合は、記録に留めておき臨床所見と併せて総合的に判断するようにします（図2-16／→P.74 参照）。

■ 後頭部間欠性律動性δ活動（OIRDA)

　小児では後頭部に OIRDA が、てんかん発作のエピソードを持つ患者さんで見られることがあります[28]。しかし発作型との関連はあまりなく、強直間代性発作、欠神発作、焦点てんかんなどで見られます（図2-17）。

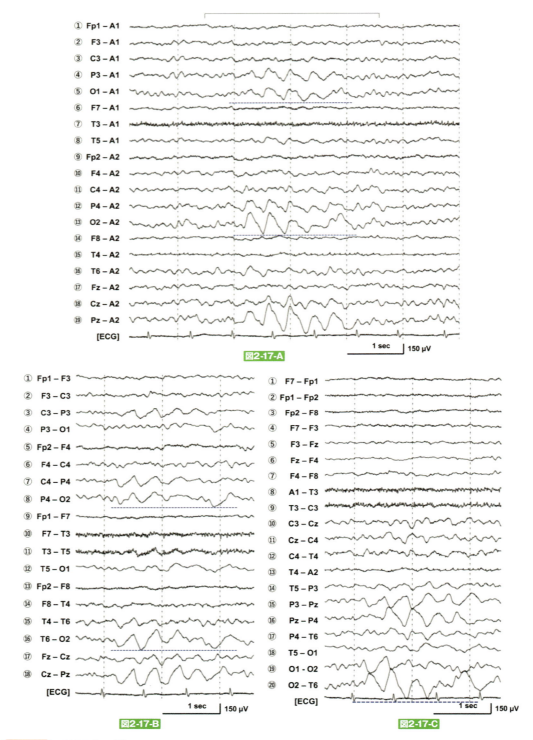

図2-17 OIRDA の例
11歳、男児。右側頭葉てんかん。
A：基準電極導出法での記録。両側後頭部優位に後頭部間欠性律動性δ活動（OIRDA）が出現している（青点線）。小児で高振幅なので、感度を1/3に下げている。以下（A）の黒実線の部分を（B）（C）に双極導出のモンタージュで示した。
B：縦の双極導出で、位相逆転がないので、両側後頭部に電位が最大であることがわかる。
C：横の双極導出。両側後頭部で電位が最大である。

非突発性異常

■ 持続性多形性δ活動（PPDA）

　限局的かつ持続的に出現する不規則な高振幅徐波を「PPDA」と呼びますが、これは皮質に近い白質病巣があることを意味しています[14]。FIRDA と異なり、刺激に対する反応性は乏しい活動で、器質的な異常の存在を意味しています。（**図2-14**／→P.69 参照）に示すように、開閉眼でも変化が見られません（→P.202「中等度異常脳波 4」参照）。

第2章 各論

突発性異常

　前のセクションでも述べましたように、「突発性異常」とは背景活動から際立って目立つ突然現れる異常で、てんかん原性を表します。棘波（spike）、鋭波（sharp wave）、棘徐波複合（spike and wave complex）、鋭徐波複合（sharp and wave complex）、多棘徐波複合（polyspike and wave complex）などがその代表です（図2-18-A・B）。したがって突発性異常の判定は、そのほとんどが棘波、鋭波の判読ということになります。

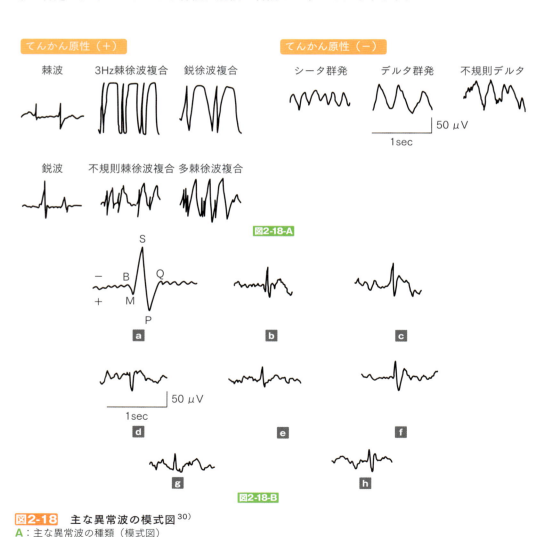

図2-18　主な異常波の模式図[30)]
A：主な異常波の種類（模式図）
B：棘徐波複合の波形の変動性（模式図）

突発性異常

　鋭波と棘波はその持続時間がそれぞれ 70～200 ms、20～70 ms と定義されていますが、一般的に波の立ち上がりが下がりに比べて急峻に見えるものが棘波、鋭波と理解すれば良いでしょう。どちらも脳の易興奮性（irritable）の状態をあらわし、てんかん原性を示します。時間的に間欠的に出現する徐波群発は突発波とよく間違われますが、棘波や鋭波が重複して複合波になっていない限りはすぐにてんかん原性と決めつけないようにする必要があります[30]。図2-18-Ba に典型的な棘波の模式図を示します。小さな初期陽性波（B-M-S）に続いて主陰性成分（M-S-P）、最後に後期陽性波（S-P-Q）が出現します。図2-18-B の(b)～(h) の波形はある患者さんの 5 分間の脳波記録（C3-Cz）で、棘波と自動的に判定された波形です。波形にはかなり変動がありますが、棘波と同定された理由は振幅と主陰性鋭波成分の特徴に基づいています。典型的な棘波は、立ち上がり（M-S）の方が立ち下がり（S-P）より持続が短い、すなわち急峻な立ち上がりをするのが特徴です[31]（図2-18 ～ 図2-20）。

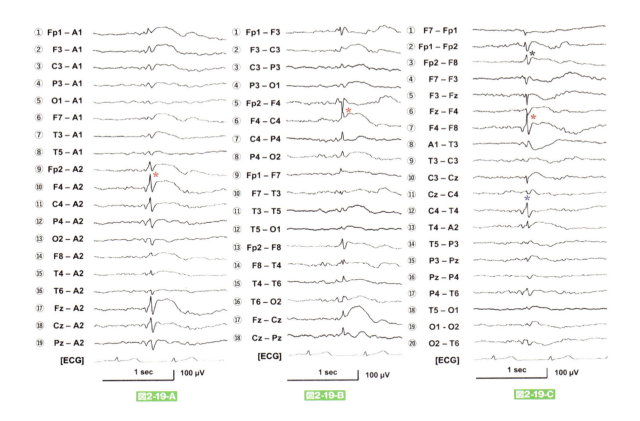

図2-19-A　　　図2-19-B　　　図2-19-C

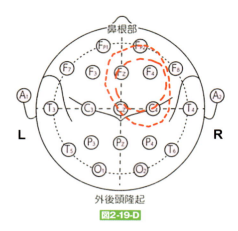

図2-19　棘波（spike）
29歳、男性。若年ミオクロニーてんかん。治療を行い、発作はなくなっている。
A：基準電極導出法。F4（⑩）とFz（⑰）で最大陰性電位が記録されているが右半球に全般性に出現している。
B：縦の双極導出。後頭部にα波の出現がほとんどないことから軽睡眠状態である。この時棘波が出現しており、Fp2-F4（⑤）、F4-C4（⑥）で位相の逆転(*)が見られるので、F4に焦点があることがわかる。
C：横の双極導出。Fz-F4（⑥）、F4-F8（⑦）で位相の逆転(*)が見られる。
D：棘波の分布を調べると、ややFz寄りのF4(右前頭部)に最大点がある。

　また非突発性異常に属する徐波を見つけた場合同様、突発性異常を見つけた場合も**まず覚醒度の高い時に出現する波かそうでないかを判定します**。一般的に覚醒度の高い時に出現する鋭波と棘波は病的なものです。軽睡眠期にも突発波は出やすいですが、正常亜型との鑑別が必要です。さらに鋭波や棘波を見つけた場合、「全般性に出現しているのか、局所的に出現しているのか」という点に注意して分類していきます（図2-21-A・B）。

突発性異常

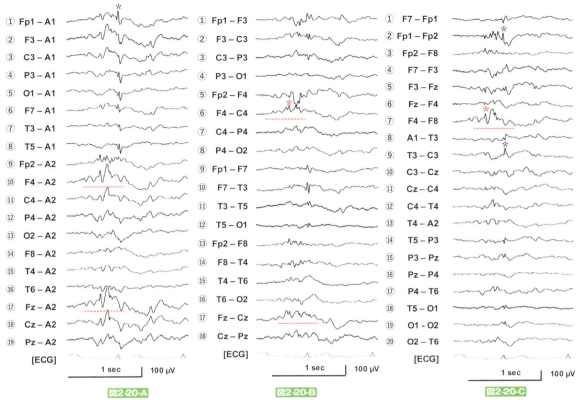

図2-20-A
図2-20-B
図2-20-C

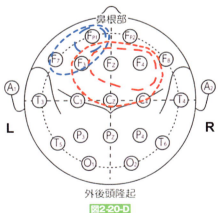

図2-20-D

図2-20 棘徐波複合（spike and wave complex）
図2-19と同じ症例。
A：基準電極導出法。ややFz寄りのF4（右前頭部）から棘徐波複合が出現しており（赤点線）、それとは別に左前頭極部（Fp1）から棘波が出現している（*）。
B：縦の双極導出。後頭部にα波の出現がほとんどないことから軽睡眠状態である。この時、Fp2-F4（⑤）、F4-C4（⑥）で位相の逆転（*）が見られる棘徐波複合が出現している（赤点線）。
C：横の双極導出。徐波はF3-Fz（⑤）、F4-F8（⑦）で位相の逆転（*）が見られ、Fz-F4（⑥）では電位は平坦に近くなっているので、Fz-F4の付近に最大の陰性電位があると考えられる。またこれとは別にF7-Fp1（①）、Fp1-Fp2（②）で位相の逆転が見られる鋭波が出現していることがわかる（*）。
D：棘徐波複合（赤点線）と棘波（青点線）の出現部位を示したもの。

以下、フローチャート（図2-21）に従って判読を進めていきます。

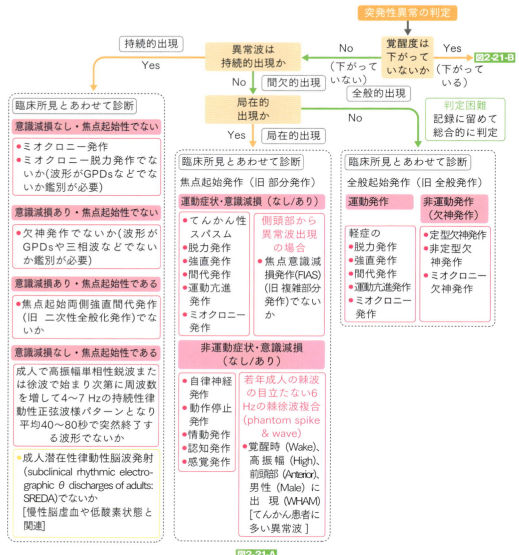

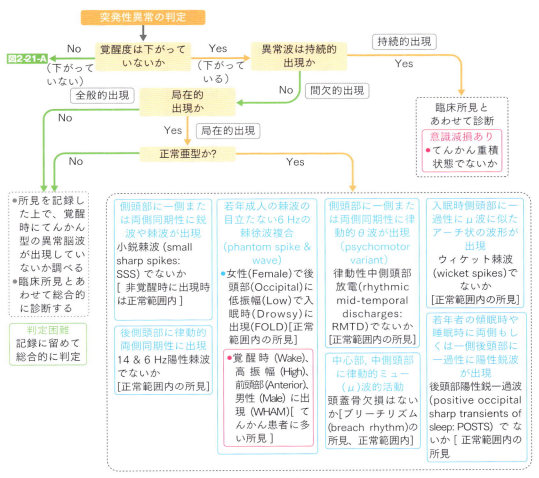

図2-21 脳波判読のフローチャート（突発性異常・鋭波、棘徐波複合などの判定）
A：突発性異常の分類。
B：突発性異常のように見える正常亜型の分類を中心にしたもの。

I．てんかん発作と脳波

　てんかん発作の間欠期には、鋭波や棘波などの突発性の異常波を認めます。こうした突発的な異常が頻繁に脳波上認められた場合、臨床的に発作症状を認める可能性が高いわけですから、そこに注目して問診や診察を行う必要があります。突発性の異常は被検者が実際に臨床的な発作を起こしていない時にも認められることが多いので、脳波検査を頻繁に行うことは臨床的にてんかん発作の経過を観察したり、抗けいれん薬の効果を判定するためにも必要です。これはくしくも循環器科の先生が不整脈の治療薬の効果を判定するために、頻繁に心電図検査を行うのと同じことといえます。

　発作間欠期（interictal period）には突発波を認めます。棘波、鋭波、棘徐波複合、多棘徐

波複合、徐波バーストの出現の有無を調べるわけですが、徐波のバーストに棘波が時に重複する場合は「slow burst with spike」と表現します。また棘波のように見えるがてんかん原性（irritable）かどうか判断がつきかねる時には、鋭一過波（sharp transient）という言葉を便宜的に使うこともあります。このように棘波かどうかという判定はなかなか難しいものですが、棘波の特徴としては波形自体を見た場合、立ち上がりが立ち下がりより急峻で、背景の活動から浮きだって見えるものを棘波と考えてください。また一般的に振幅 100 μV は「高振幅」と呼ばれますが、若年者ではしばしば高振幅で尖鋭な α 波が見られることがあり、異常波かどうか判断に迷うこともあります。しかし、このような場合でも背景活動から浮き立って見えるかどうか、周波数が優位律動と同じかどうかで判定するようにします。

II．てんかん焦点の決定

　棘波や鋭波が局所的に出現していた場合に、その焦点を決める必要があります。棘波も鋭波もまずその活動が隣の電極にまで及んでいるかどうかを確認し、その後局在を決定するために双極誘導で位相の逆転を調べます（ 図1-4 、 図1-6 、 図1-7 ／→P.8、10、11 参照）。これらの活動が広範かつ全般性に出現している場合は双極導出法で局在を同定しにくいので、全体的な状況を把握するために基準電極導出法で全体を俯瞰的に見てみるとわかることがあります（ 図1-7 ／→P.11 参照）。これらの手技は優位律動の局在同定、非突発性異常の局在同定と同じです。

III．正常亜型（normal variants）の判定

　突発性異常波がてんかん性か否かを判断する上で非常に重要になるのは、てんかん性の異常波によく似ている生理的異常波である正常亜型を鑑別することです。アーチファクトのセクションでもいったように、「脳波判読作業の 2/3 くらいはアーチファクトと、異常所見と紛らわしい正常範囲内の脳波の判読に費やされる」といわれているくらいに手間のかかるものです。これらの波形をてんかん性の異常と判定してしまいますと、抗けいれん薬の長期内服や自動車運転の問題が生じるなど、患者さんの人生にとっても重大な影響を及ぼすことになりかねませんから、判読者は特に正常亜型の判定を習熟する必要があります。

　そういわれると脳波を判読する上で身構えてしまう方も多いかもしれませんが、**正常亜型の多くは覚醒時ではなく、傾眠時や睡眠時に出現しやすい**ということを常に意識しておけば、それほど恐れることはありません。そのために後頭部の優位律動の変動をよく観察することが大事です。逆にいえば、覚醒時に出現する正常亜型は少ないので、突発性異常の可能性が高くなります。

　以下、フローチャート（ 図2-21 ）に沿って典型的な正常亜型を見てみましょう。

突発性異常

■ 小鋭棘波（small sharp spikes: SSS）

　小鋭棘波（SSS）は成人に多く見られ、入眠時から軽睡眠時（睡眠段階N1、N2）に出現します。特徴としては①低振幅（50 μV以下）、②短い持続時間（50 ms以下）、③側頭部に片側性もしくは両側性に出現しやすいことです。位相はほとんどが陰性単相波、ないしは陰性・陽性の二相波の形態をとります。そのほとんどで徐波成分を伴うことはありません。側頭部に出るてんかん型の棘波との区別が難しいのですが、SSSはほぼ同一の波形が常同的に非周期性に出現する傾向があり、FIASのようなてんかん発作の臨床症状を伴いません[32]。ただ、覚醒時にSSS様の活動が出現している場合は要注意で、臨床的にてんかん発作を疑わせるような所見がないかどうか注意する必要があります。別名のBETS（benign epileptiform transients of sleep）は「epileptiform」という用語がてんかん原性を示唆するので、使用しないことが推奨されています（図2-22）。

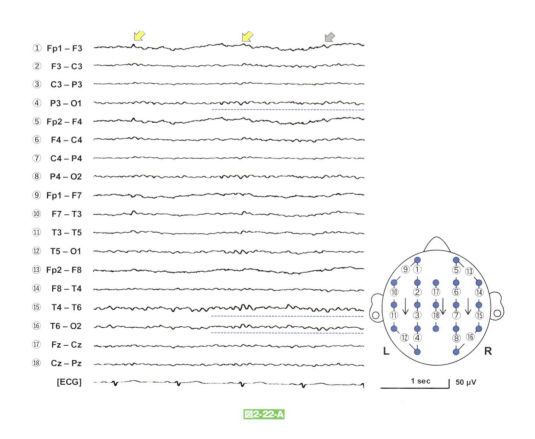

図2-22-A

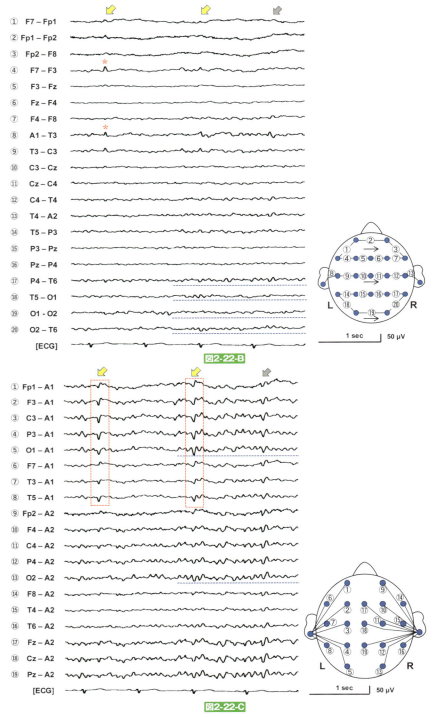

図2-22 小鋭棘波（small sharp spikes: SSS）
36歳、女性。FIAS症例。
A：縦のモンタージュで小鋭棘波（SSS）が見られる（矢印）。この活動はいくつもの電極に波及しており、心電図とは一致しておらず、アーチファクトではないことがわかる。α波は出ているが、組織化、modulationとも悪く、傾眠時の記録ということもわかる（青点線）。
B：横のモンタージュではend of chain現象で、最大陰性電位は左前側頭部（F7）や左耳朶（A1）で見られる。
C：基準電極導出法では、左耳朶（A1）を基準電極にした誘導すべてで大きな陽性の活動が出現しており（赤点線ボックス）、耳朶電極が活性化されていることがわかる。一方(A)(B)の双極導出法でははっきりしなかったが、黒矢印で示した活動は基準電極導出法で全誘導に広がっており、別の活動と考えられる。

突発性異常

■ 14 & 6 Hz 陽性棘波（14 & 6 Hz positive spikes）

櫛型の律動性の陽性棘波の群発で、振幅は 75 μV 以下です。この活動は主として入眠時に出現し、3〜14 歳でよく見られます。持続は通常 1 秒未満で、後側頭部に両側同期性、あるいは片側性に出現します。以前は自律神経発作との関連が深いと考えられていましたが、現在はてんかんとは関係のない正常所見と考えられています。脳波を読んでいてこの波形が出ると一瞬「てんかん型の波か」と思って身構えてしまいますが、傾眠時に出現することと、名前の通り陽性の棘波なので、モンタージュを変えて極性を確認すれば判定を下すことができます（図2-23）。

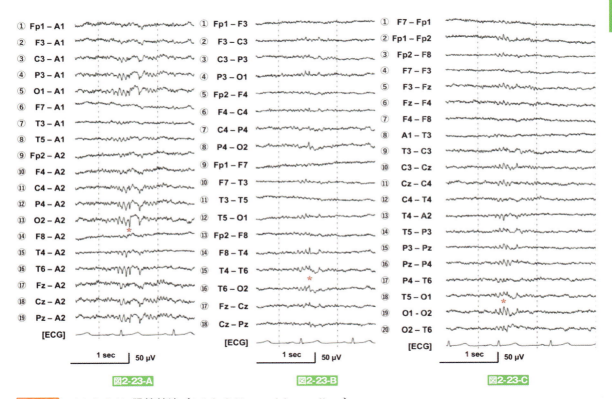

図2-23-A　　図2-23-B　　図2-23-C

図2-23 14 & 6 Hz 陽性棘波（14 & 6 Hz positive spikes）
38 歳、女性。
A：基準電極導出で、14 & 6 Hz 陽性棘波を認める（*）。α 波に乏しいので、ウトウト状態であることがわかる。
B：縦の双極導出では活動を視認しがたい（*）。みかけ上陰性波に見えることに注意。
C：横の双極導出でも、基準電極導出法に比して視認しがたい。

■ 6 Hz 棘徐波（6 Hz spike and wave）

周波数 6 Hz の棘徐波は、覚醒時から傾眠時で若年成人に主に見られます。両側同期性で全般性に出現し、持続時間は 1〜2 秒程度です。棘波の振幅が徐波に比べて小さく目立たないので、以前は「phantom spike and wave」と呼ばれていました。6 Hz 棘徐波の場合、以下の 2 種類があります（図2-24）。

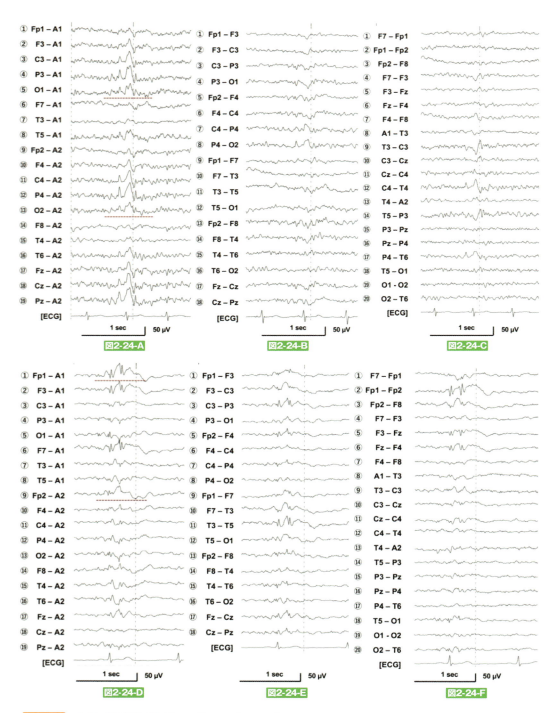

図2-24　6 Hz 棘徐波（6 Hz spike and wave）

棘波の振幅が徐波に比べて目立たないのでphantom（幻の）spike and waveとも呼ばれる。
41歳、女性。FOLDタイプの6 Hz棘徐波を示す。（**A・B・C**）
54歳、男性。WHAMタイプの6 Hz棘徐波。（**D・E・F**）
A・D：基準電極導出法のモンタージュ
B・E：縦の双極導出のモンタージュ
C・F：横の双極導出のモンタージュ

突発性異常

　FOLD タイプ：女性（Female）、後頭部（Occipital）、低振幅（Low）、入眠時（Drowsy）に出現するもので、病的意義は低いと考えられています（図2-24-A・B・C）。この周波数6 Hz の小さな棘徐波（50 μV 以下）は、覚醒時〜傾眠期で出現します。

　WHAM タイプ：覚醒時（Wake）、高振幅（High）、前頭部（Frontal）、男性（Male）に出現するもので、てんかん発作を有する患者に多く見られるとされています（図2-24-D・E・F）。

■ 律動性中側頭部放電（rhythmic mid-temporal discharges: RMTD）

　若年成人で傾眠時によく出現する一側ないし両側の中側頭部中心に律動的な θ 活動が群発して出現し、5秒から1分程度持続する活動です。以前は精神発作異型（psychomotor variant）と呼ばれていました（図2-25／→P.159「中等度異常脳波2」参照）。

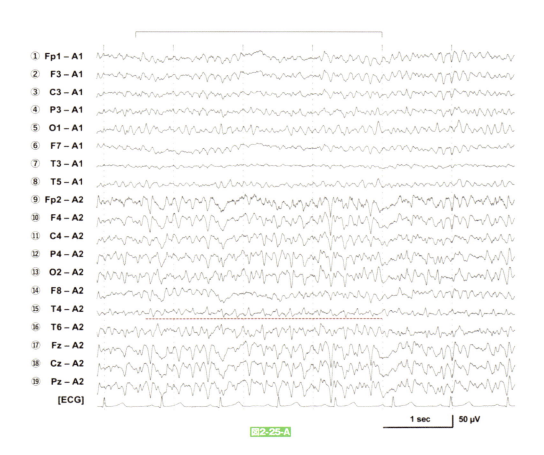

図2-25-A

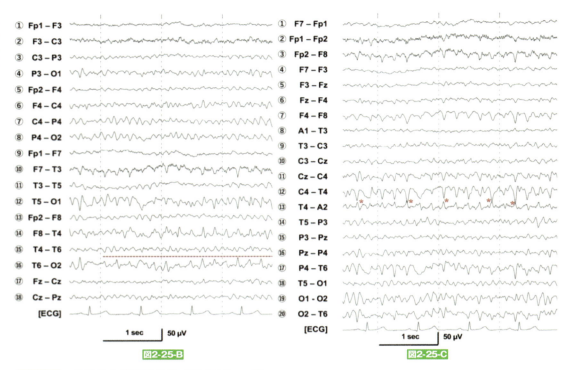

図2-25 律動性中側頭部放電（RMTD）の例
47歳、女性。
A：基準電極導出法のモンタージュを示す。全般性に右半球にノッチのある律動的θ波が出現する。耳朶（A2）の活性化により相対的にT4電位が減弱していることがわかる（赤点線）。以下（A）の黒実線の部分を（B）（C）に双極導出のモンタージュで示した。
B：縦の双極導出のモンタージュ。T4-T6（⑮）電位はほぼ等電位となっている（赤点線）。
C：横の双極導出のモンタージュ。T4に位相の逆転を認める（*）。

ブリーチリズム（breach rhythm）

　中心部（C3、C4）ないし中側頭部（T3、T4）の領域に外傷や脳外科的手術のために骨欠損があると、周囲と比較して高振幅の速波ないしミュー波様波形が目立って出現することがあり、徐波を伴うこともあります。骨欠損によりその部分の電気抵抗が減弱し、脳波振幅が大きくなることが原因とされます（図2-26／→P.181「中等度異常脳波3」参照）。

突発性異常

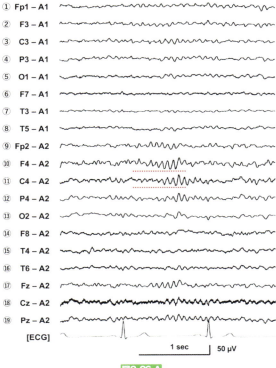

図2-26-A

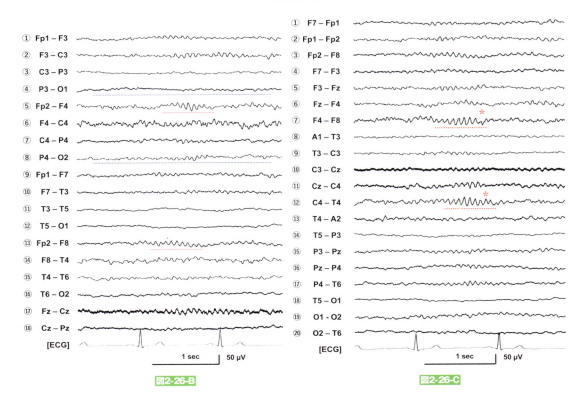

図2-26-B

図2-26-C

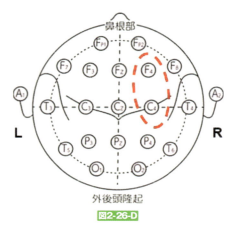

図2-26-D

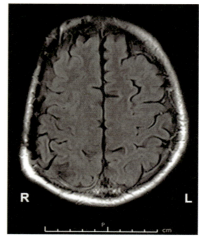 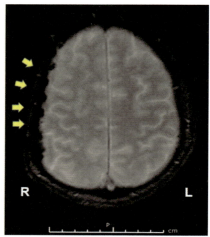

図2-26-E

図2-26 ブリーチリズム（breach rhythm）の例

70歳、男性。頭部外傷後遺症としての症候性てんかん例。
A：基準電極導出のモンタージュ。右F4(⑩)、C4(⑪)に最大の陰性電位が見られる（赤点線）。
B：縦の双極導出。振幅の高いMu波様の波形が見られるが、明らかな位相の逆転は見られない。後頭部からのα波の出現もあまり良くなく、覚醒度の軽度低下が疑われる。
C：横の双極導出。Fz-F4(⑥)、F4-F8(⑦)およびCz-C4(⑪)、C4-T4(⑫)で位相の逆転が見られ(*)、ここに最大電位がある。
D：赤点線部分の電位マッピングを行ったもの。
E：被検者のMRI FLAIR画像（左）、とT2*強調画像（右）を示す。矢印部分に外科手術の痕が見られ、この部分で頭蓋骨の菲薄化がある事から（矢印）、この脳波はブリーチリズムであることがわかる。

■ 成人潜在性律動性脳波発射〔subclinical rhythmic electrographic (theta) discharges of adults: SREDA〕

　SREDAは単発の高振幅、単相性の鋭波あるいは徐波で始まり、1〜数秒後に鋭波の出現頻度が早くなり、次第に周波数を増し、4〜7 Hzの持続的・律動的サインカーブ的なパターンになります。10秒〜5分（平均40〜80秒）続き突然終了しますが、この間意識減損などはありません。高齢者に主として見られ、てんかん性異常ではありませんが、潜在的な慢性脳虚血、低酸素状態と関係すると考えられます。健常人でも2,000人に一人の割合で出現するといわれています（図2-27）。

突発性異常

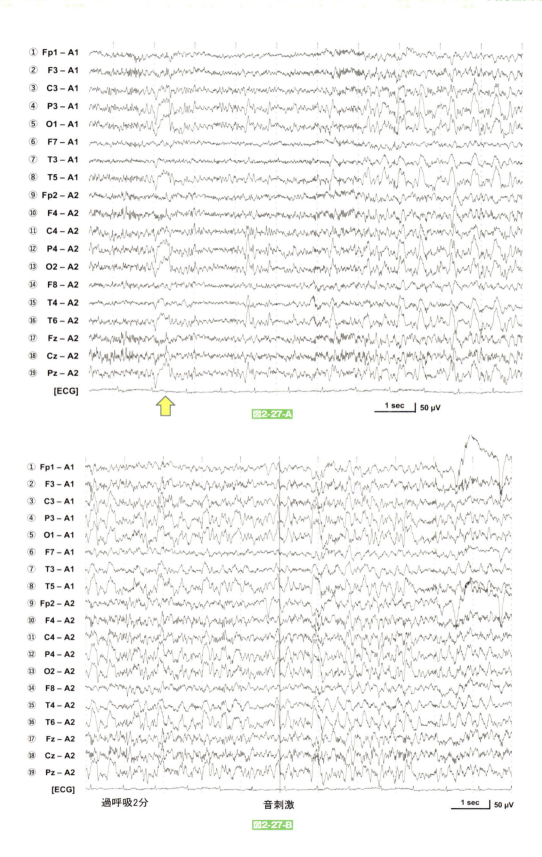

図2-27-A

過呼吸2分　　　音刺激

図2-27-B

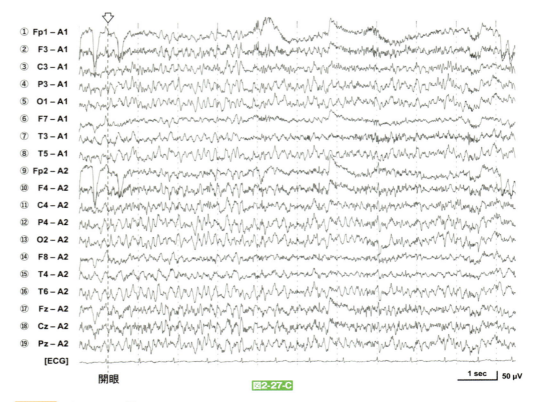

図2-27 SREDAの例

59歳、女性。（A）〜（C）は基準電極導出法での33秒間の連続記録。
A：過呼吸開始して1分40秒後にSREDAが出現。この間、意識減損はなかった。SREDAは単発の高振幅・単相性の鋭波あるいは徐波で始まる（矢印）。1〜数秒後に鋭波の出現頻度が早くなり、次第に周波数を増し、4〜7 Hzの持続的・律動的正弦波様パターンになった。
B：音刺激しても律動性θ放電は変化しない。
C：開眼しても律動性θ放電は変化しないが、数秒後には突然収束した。

■ ウィケット棘波（wicket spikes）

　入眠期〜傾眠時期に、側頭部にミュー波に似たアーチ状の単相性の波形が見られることがあります。形が西洋の小窓（wicket）に似ているのでこのような名前がつきました。50歳以降でよく見られ、0.9％の頻度で出現するといわれています。両側同期性もしくは片側性に出現しますので、単発で出現した場合には棘波と見誤ることがよくあります。しかし覚醒度が下がった際に背景活動から浮き立っておらず、徐波を伴うこともないことが鑑別の手がかりになります（図2-28）。

突発性異常

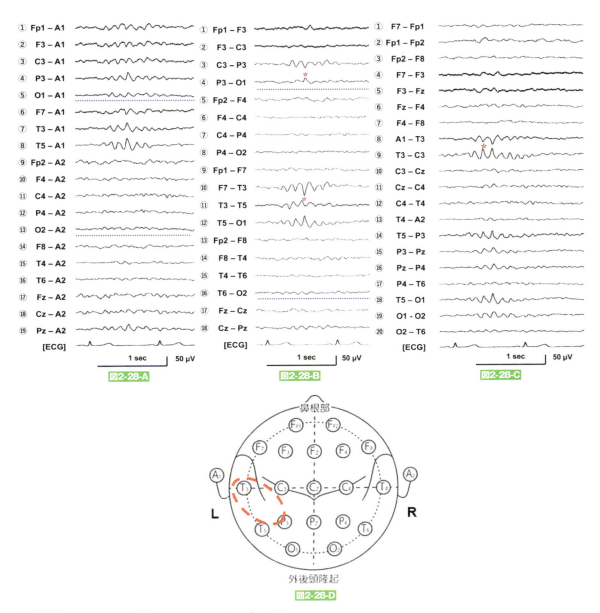

図2-28　ウィケット棘波（wicket spikes）の例
65歳、女性。小脳橋角部腫瘍術後。
A：基準電極導出法での記録。
B：(A)と同じ領域を縦の双極導出でみたもの。両側後頭部のα波が低振幅化しており傾眠状態と考えられる（青点線）。この時左側頭部（T3）や左頭頂部（P3）にMu波に似た鋭波が出現している。
C：(A)と同じ領域を横の双極導出で確認したもの。この活動はA1-T3（⑧）とT3-C3（⑨）で位相の逆転（*）が見られるため、T3でこの活動が最大であることがわかる。
D：傾眠時に左側頭・頭頂部から出現するウィケット棘波（temporal mu）をマッピングしたもの。

■ 後頭部陽性鋭一過波（positive occipital sharp transients of sleep: POSTS）

　POSTSは陽性鋭波で傾眠時や睡眠時に15〜35歳くらいの若年成人の後頭部によく見られます。時に左右差があり、また双極導出法ではO1、O2の陽性電位が見かけ上、陰性電位となって見えるので、後頭部の棘波、鋭波と見誤ることがよくありますから注意しなければなりません（図2-29／→P.118「正常脳波」、P.131「軽度異常脳波」の項参照）。

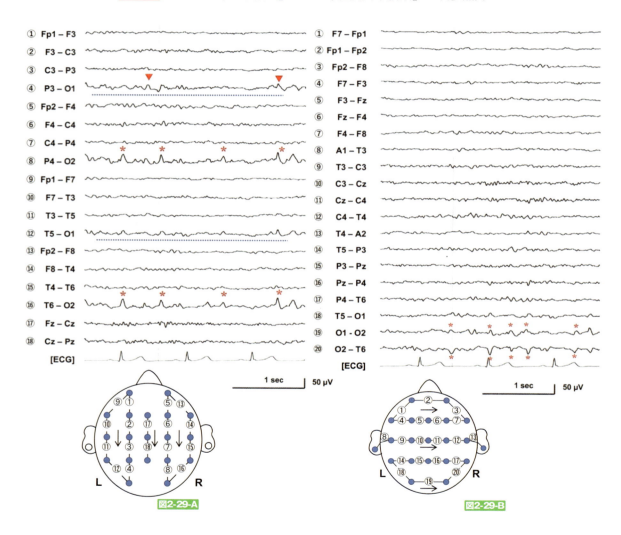

図2-29-A　　図2-29-B

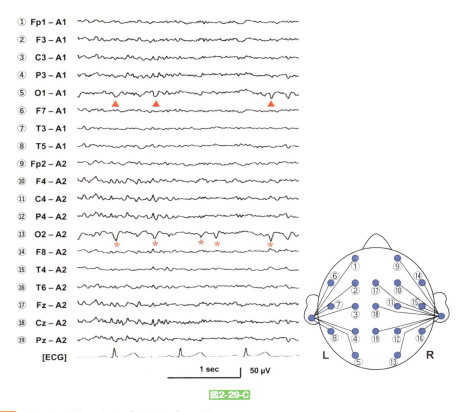

図2-29 後頭部陽性一過波（POSTS）の例
56歳、女性。失神発作の既往あり。経過観察のための脳波検査。
A：縦の双極導出のモンタージュでは、右後頭部に双極導出で陰性の活動が見られる(*)。α波の出現が悪く（青点線）、傾眠時の脳波であることがわかる。ただこの脳波では左の後頭部からも双極導出で陰性の活動が少し見られる（▼）。
B：横の双極導出のモンタージュでは、O1-O2陰性、O2-T6で陽性となっており、O1よりO2により高い陽性電位があることがわかる(*)。
C：基準電極導出法に変えてみると、右後頭部の電位は下向きに振れ、陽性の鋭波であることがわかる。以上より、この活動は軽眠時に見られる後頭部の陽性鋭波なので、POSTSであるとわかる。基準電極導出法でみると左の後頭部からも右ほどではないが陽性の鋭波が出現している（▲）。一般的にPOSTSは両側性に出現するが、このように左右差がある場合は後頭葉てんかんと間違われやすい。

IV. てんかんの発作型と脳波の関係〔てんかん新分類（2017）〕

　脳波で突発性異常の検出を行うのは、臨床的なてんかん発作の診断を行う目的のことが多く、そのためてんかんの発作型と脳波との関係を調べることはきわめて重要です。ここでは、臨床と脳波所見の関係について述べることにします。国際抗てんかん連盟（ILAE）は改訂てんかん発作型分類を発表していますが、この分類では最初に発作を焦点起始発作か全般起始発作、あるいは起始不明発作に分類します[33]（図2-30、表2-1）。

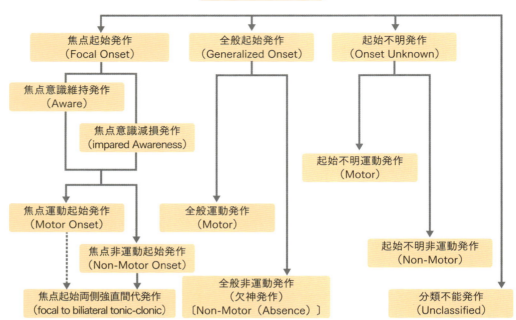

図2-30 ILAE発作型分類（2017）に基づく発作の分類
（文献33より作成）

表2-1 重要な発作型の略語

発作型	略語
焦点意識保持発作（focal aware seizure）	FAS
焦点意識減損発作（focal impaired awareness seizure）	FIAS
焦点運動発作（focal motor seizure）	FMS
焦点非運動発作（focal nonmotor seizure）	FNMS
焦点てんかん性スパズム（focal epileptic spasm）	FES
焦点起始両側強直間代発作（focal to bilateral tonic-clonic seizure）	FBTCS
全般強直間代発作（generalized tonic-clonic seizure）	GTCS
全般欠神発作（generalized absence seizure）	GAS
全般運動発作（generalized motor seizure）	GMS
全般てんかん性スパズム（generalized epileptic spasm）	GES
起始不明強直間代発作（unknown onset tonic-clonic seizure）	UTCS

■ 発作間欠期（interictal）

　全般起始てんかん（generalized epilepsy）では、てんかん性放電が全般性（generalized）に見られます。一方焦点起始てんかん〔focal epilepsy、旧・部分てんかん（partial epilepsy）〕では局所性（focal）に異常脳波が見られます。全般てんかんでは全般性棘波、棘徐

波複合、多棘徐波複合、3 Hz 棘徐波複合（図2-31）、ヒプサリズミア（hypsarrhythmia）などが見られます。全般性のてんかん異常では原則として両側同期性に異常波を認めますが、左右差がごく軽度見られることもあります。一方、焦点てんかんでは棘波、鋭波が局所的に見られます（図2-18 〜 図2-20／→P.80 〜 83 参照）。

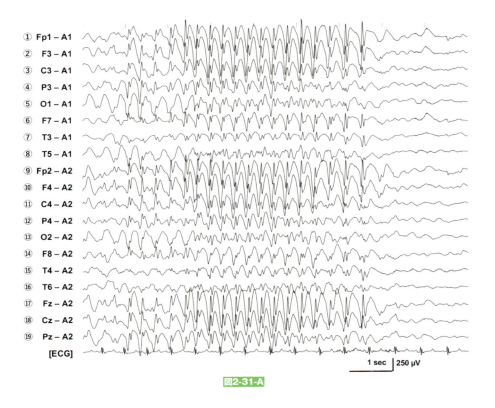

図2-31-A

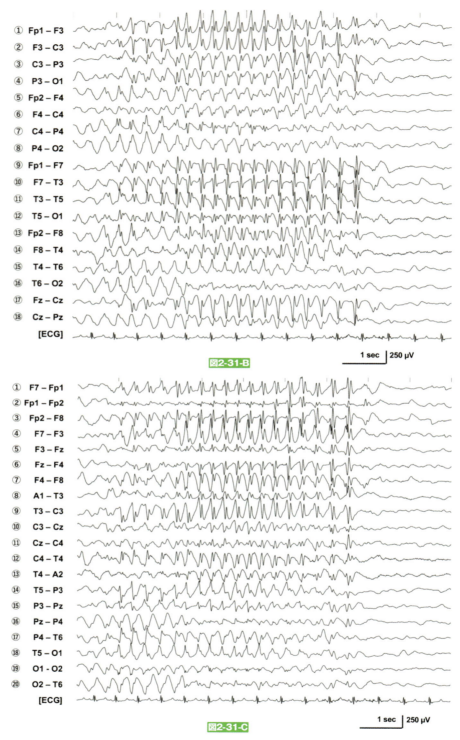

図2-31 3 Hz 棘徐波複合（3 Hz spike and wave）
5歳、女児。
A：基準電極導出法での記録。過呼吸により、3 Hz spike and wave が記録された。高振幅のため、感度を5分の1に下げている。
B：縦の双極導出のモンタージュ。
C：横の双極導出のモンタージュ。双極導出の波形から別名「dart and dome appearance」とも呼ばれる。

突発性異常

■ 発作時（ictal）

　焦点起始てんかん発作では低振幅速波が拡延、振幅増大して全般性棘徐波や全般性多棘波になることがよくあります（**図2-32**／→P.105 参照）。焦点発作では発作波はそれぞれ δ、θ、α、β 帯域の様々な律動的活動で始まります（**図2-32-E〜G**）。新皮質に発作起始部がある場合に比較的速い $\alpha \sim \beta$ 帯域の活動から始まることが多く、基本的には低振幅から高振幅に、速い周波数から遅い周波数に、局所から広範に広がるという基本型があります。しかし、てんかん性の放電は急速に広がっていきますので、脳表電極などでリアルタイムに電位の広がりを確認する場合はともかくも、通常頭皮上電極で検出する脳波記録では、焦点性、あるいは領域性の起始部を同定するのは困難です。

■ 発作終了後（postictal）

　臨床的な発作終了後の脳波変化も注意深く観察する必要があります。一般的に発作起始部は発作終了後も最後まで異常波が残ることが多いので、そこに注意します。

■ てんかん発作の実際の経過

　ここでは、脳波の記録中に二次性に全般化したてんかん発作を起こした症例の脳波を見ながら、一連のてんかん発作と脳波の記録を検討してみましょう。症例は抗けいれん薬による治療で発作頻度と程度は軽快しているものの、まだ発作が月に 1 回程度起こっている 36 歳の女性です。脳波記録と共にビデオモニタも行っており、発作の様子を記録しています。

　図2-32-A〜D に発作初期の様子を示します。まず縦の双極導出を見ると（**図2-32-A**）、周期的律動的、両側同期性に C3-P3（③）、P3-O1（④）および C4-P4（⑦）、P4-O2（⑧）で位相の逆転が見られる鋭波が出現していることがわかります(*)。横の双極導出モンタージュでは（**図2-32-B**）、Fz-F4（⑥）、F4-F8（⑦）および C3-Cz（⑩）、C4-T4（⑫）で位相の逆転が見られます(*)。基準電極導出法を見ると（**図2-32-C**）、鋭波が F4（⑩）、C4（⑪）、P4（⑫）で最も振幅が高く出現していることがわかります。ちなみに T3（⑦）、F8（⑭）、T4（⑮）で電位が低くなっているのは、耳朶電極に鋭波が波及して耳朶電極の活性化が起こっているためと考えられます。以上の所見を考慮してこの鋭波をマッピングしてみると、やや右寄り全般的に鋭波が出現していることがわかります（**図2-32-D** 左）。この時の被検者の様子を記録したビデオ画像を見てみますと、閉眼して安静状態にあり、外見上臨床的に特に問題は見られません。

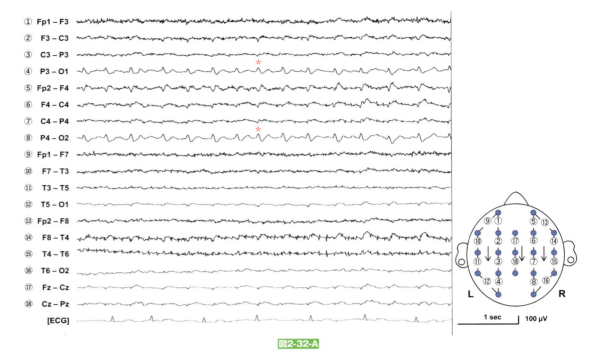

図2-32-A

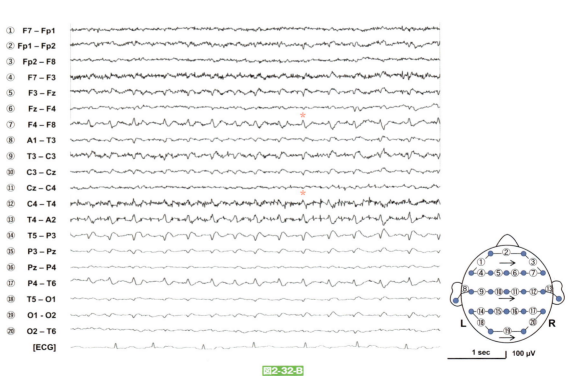

図2-32-B

突発性異常

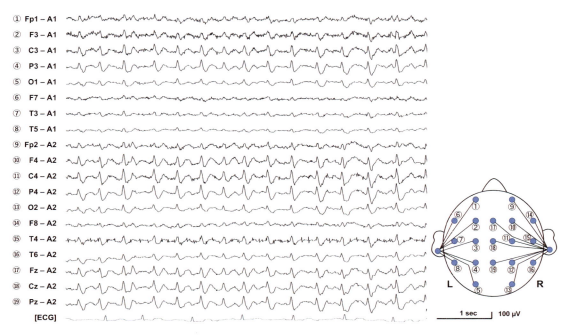

図2-32-C

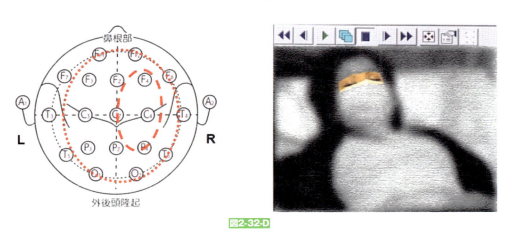

図2-32-D

図2-32　A～D　FBTCS症例発作時の一連の脳波記録
36歳、女性。発作時脳波（ictal EEG record）の例。
A：縦の双極導出。位相の逆転を（*）で示す（以下同様）。両側同期性に鋭波が約2 Hzの頻度で反復性に出現している。
B：横の双極導出モンタージュ。
C：基準電極導出法。
D：（左）鋭波活動をマッピングしたもの。（右）この時の被検者の様子を記録したビデオ画像。

次に図2-32-E～Hに発作初期の脳波とその時のビデオ画像を示します。縦の双極導出モンタージュでは（図2-32-E）、α帯域の律動的活動がP4-O2（⑧）の領域からまず出現します（赤点線）。この活動はC4-P4（⑦）、P4-O2（⑧）で位相の逆転が見られます。これにやや遅れてP3-O1（④）やCz-Pz（⑱）でも同じ活動が記録されています（青点線）。同じ領域を横の双極導出のモンタージュで確認すると（図2-32-F）、P3-Pz（⑮）、P4-T6（⑰）で位相の逆転が見られており（赤点線参照）、Pz-P4（⑯）で陰性最大電位が存在していると考えられます。この領域を基準電極導出法で見てみると（図2-32-G）、P4（⑫）で最も電位が高く（赤点線）、次にP3（④）、C4（⑪）で電位が高いことがわかります（青点線）。以上の所見を考慮し、この時の鋭波活動をマッピングすると、やや右寄り中心部や頭頂部で電位の高い活動がマップされます（図2-32-H、左）。この時の被検者の様子をビデオで確認すると、意識を失い突然開眼して首は右を向き、眼球は右に偏位していることがわかります（図2-32-H、右）。脳波計に筋電図がけっこう混入しているので、おそらくこの時全身の筋肉が緊張状態になっているのでしょう（強直状態）。

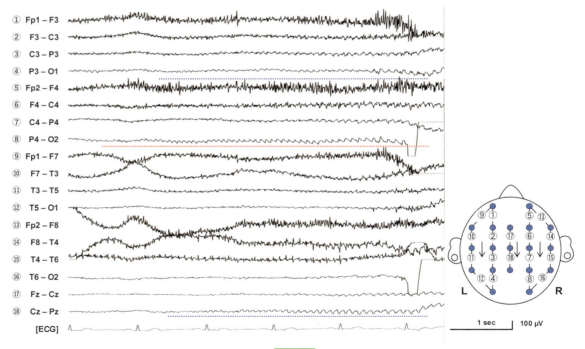

図2-32-E

突発性異常

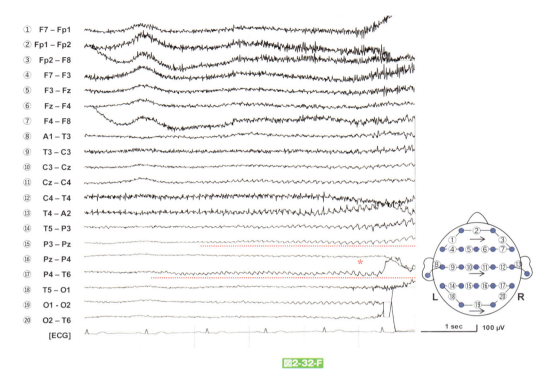

図2-32-F

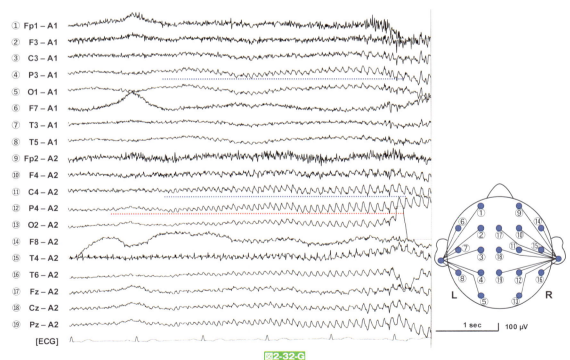

図2-32-G

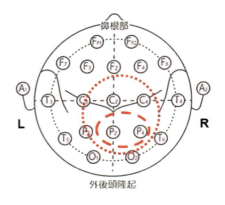
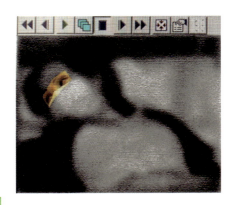

図2-32-H

図2-32　E〜H　FBTCS症例発作時の一連の脳波記録
(A〜D) と同じ症例のその後の記録．
E：縦の双極導出．α帯域の律動的活動がP4-O2（⑧）の領域から出現する（赤点線）．この活動はC4-P4（⑦）、P4-O2（⑧）で位相の逆転が見られる．これにやや遅れてP3-O1（④）やCz-Pz（⑱）でも同じ活動が記録されている（青点線）．
F：横の双極導出．P3-Pz（⑮）、P4-T6（⑰）で位相の逆転が見られ、Pz-P4（⑯）で位相の逆転が起こっている（*）．
G：基準電極導出法での記録．P4（⑫）で最も電位が高く（赤点線）、次にP3（④）、C4（⑪）で電位が高いことがわかる（青点線）．周波数は変わらないが次第に振幅が増大しており、発作の進展（evolution）が確認できる．
H：発作波起始部のマッピング（左）と、この時の被検者の様子を示す（右）．

　　最後に 図2-32-I〜L に発作の最後とその収束の脳波とその時のビデオ画像を示します．縦の双極導出モンタージュでは（図2-32-I）、δ帯域の徐波が全般性に出現しており、その中でP4-O2（⑧）やP3-O1（④）では鋭徐波複合の形態をとっていることがわかります（矢印）．横の双極導出モンタージュを見ると（図2-32-J）、C4-T4（⑫）、T4-A2（⑬）で棘波が出現して棘徐波複合になっており、位相の逆転も見られます(*)．同じところを基準電極導出法のモンタージュでみると（図2-32-K）、全般化した棘徐波複合が出現しており、電位は耳朶電極に波及しているために側頭部での電位が低くなっていることがわかります．この突発性の異常は記録の最後近くで突然停止しています．そこでこの時の棘徐波複合の電位をマッピングすると、やや右寄り中心部や頭頂部で電位の高い活動がマップされます（図2-32-L、左）．この時の被検者の様子をビデオモニタで確認すると、やはり意識を失って開眼した状態で首は右を向き、眼球は右に偏位している状態は変わっていません（図2-32-L、右）．

突発性異常

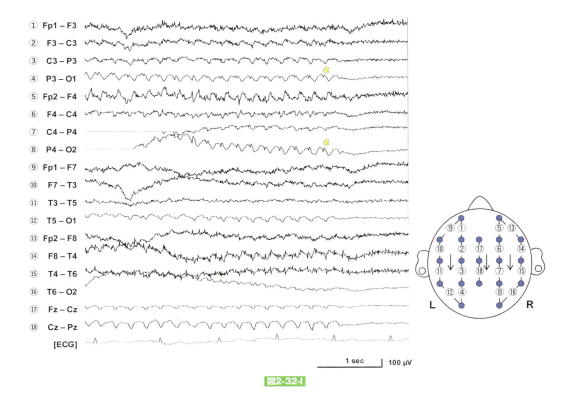

図2-32-I

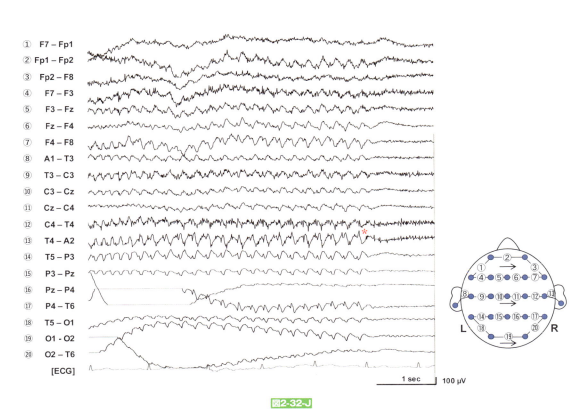

図2-32-J

109

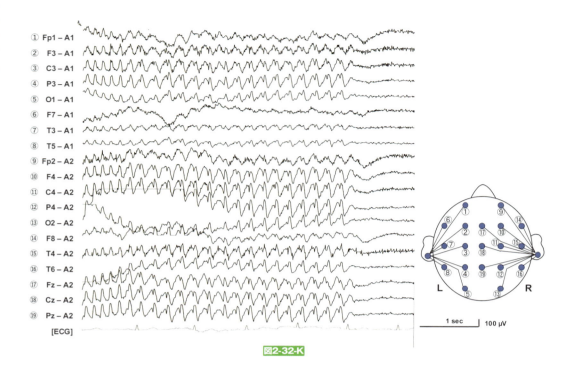

図2-32-K

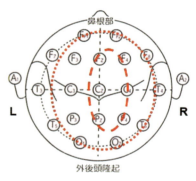
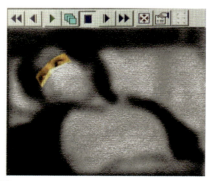

図2-32-L

図2-32 I～L FBTCS症例発作時の一連の脳波記録
（E～H）と同じ症例のその後の記録。
I： 縦の双極導出。δ帯域の徐波が全般性に出現しており、その中でP3-O1（④）やP4-O2（⑧）では鋭波徐波複合の形態をとっている（矢印）。
J： 横の双極導出。位相の逆転を（*）で示す。
K： 基準電極導出モンタージュ。
L：（左）棘徐波複合のマッピング。（右）この時の被検者の様子。

突発性異常

Ⅴ．てんかん焦点の決定

てんかん発作の焦点を決めることは、てんかん病型を決める上でも重要です。国際抗てんかん連盟（ILAE）は、改訂てんかん発作型分類では最初に発作を焦点起始発作か全般起始発作、あるいは起始不明発作に分類しますので（図2-30）[33]、局在の決定には頭皮上の電極配置と導出部位の電位差を考えて決定していく必要があります。電位の局在の部位の決定はこれまで述べてきたように、位相の逆転を手がかりにしてマッピングをするという方法を用います。

■ 位相逆転による電位の局在の決定

例として再度図2-19を見てください（→P.81、82参照）。図2-19では、ミオクロニーてんかん発作の29歳の男性の脳波を示しています。図2-19-Bに縦の双極導出のモンタージュ、図2-19-Cに横の双極導出のモンタージュを示しますが、位相の逆転が図2-19-BではFP2-F4（⑤）、F4-C4（⑥）、図2-19-CではFz-F4（⑥）、F4-F8（⑦）で見られますので(*)、右前頭部（F4）に最大電位のある突発波が生じていることがわかります。次に基準電極導出法のモンタージュ（図2-19-A）を見ると、最も高い陰性電位がF4（⑩）で見られることがわかります。ただ位相の逆転は図2-19-CではC3-Cz（⑩）、C4-T4（⑫）でも見られていますし(*)、Fp1-Fp2（②）、Fp2-F8（③）でも見られます(*)。これらの結果から考えると、F4に最も高い電位のピークがあるものの、Cz-C4の中間のあたりや、Fp2やCz-C4の中心のあたりにもF4について電位のピークがあると考えられます。そこで基準電極導出法のモンタージュ（図2-19-A）を見ると、確かにF4（⑩）に最も高い電位のピークがありますが、それ以外にもFz（⑰）、Cz（⑱）にも陰性の比較的高い電位があり、Fp2（⑨）にはそれらよりもう少し低い電位のあることがわかります。これらの結果から電位の分布を地図の等高線のようにマッピングしてみると、図2-19-Dのようになります。ここで大事なことは、「脳波所見は導出法を変えても原則として一致する」ということと、「脳波の同じ部位について、いくつかのモンタージュで見なければ見落とす可能性がある」ということで、これはリモンタージュ機能のあるデジタル脳波計でこそ重要なことです。

この症例は振幅が大きく棘波が出ているので比較的容易に位相の逆転を検出できます。ただ全般てんかんの場合、位相逆転はそこに電位の最大があるということを意味し、焦点発作ではないということを肝に銘じておいてください。

焦点性発作の場合、背景から浮き立つ小さな鋭棘波にも注意する必要があります。図2-33の症例を見てください。図2-33-AではFp2-F4（⑤）、F4-C4（⑥）およびFp2-F8（⑬）、F8-T4（⑭）で鋭波の位相の逆転が見られ(*)、図2-33-BではCz-C4（⑪）、T4-A2（⑬）で位相の逆転が見られます。このことからC4付近、F4、F8に陰性の最大の電位があると予想されます。そこで、図2-33-Cの基準電極導出法のモンタージュを見ると、F8（⑭）、C4（⑪）、F4（⑩）で低いながらも陰性電位が見られるので、マッピングすると図2-33-Dのようになります。ここで再度、「脳波所見は導出法を変えても原則として一致する」ということ

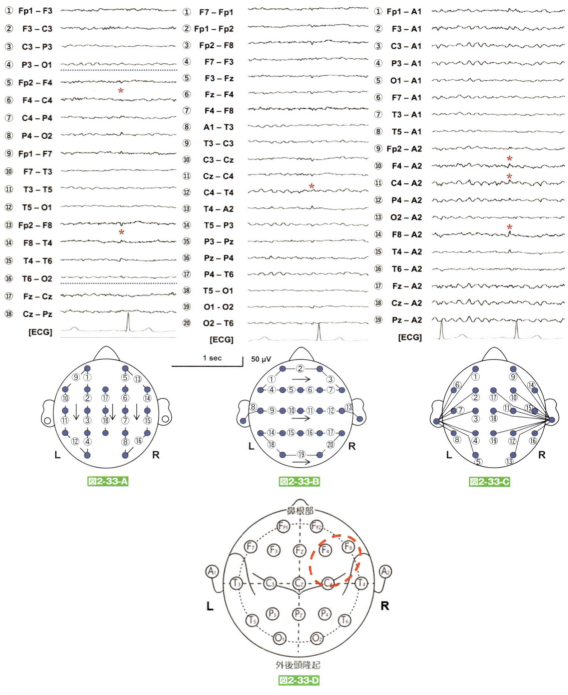

図2-33 小さな鋭棘波の例

85歳、男性。83歳の時に高齢初発のFIASが発症。その後抗てんかん薬による治療で発作の頻度は減っている。

A：縦の双極導出。位相の逆転の見られる部分を(*)、α波の出現部位を青点線で示す。傾眠時の脳波。F8に棘波を認める。
B：横の双極導出。
C：基準電極導出法のモンタージュ。電位の高い所を(*)で示す。
D：鋭波活動のマッピングを示す。

突発性異常

■ 耳朵の活性化と end of chain 現象

次に同じく**図2-34** の **A** ～ **D** までの脳波で、デジタル脳波計の利点であるリモンタージュ機能を用いて鋭波の局在を確認してみましょう。まず、**図2-34-A**を見てください。基準電極導出法での記録ですが、①から⑧までの左の耳朵を基準にした誘導、⑨から⑬、⑰から⑲の右の耳朵を基準にした誘導で陽性の電位を認めます(*)(*)。てんかん性放電はそのほとんどが陰性ですから、これは耳朵の電極がてんかん波の陰性電位を拾って(活性化)、電位差を見ると、陽性に振れていると考えられます。

次に縦の双極導出のモンタージュを見てみますと(**図2-34-B**)、後頭部にα波が出ていないことがわかります。Fp2-F8（⑬）で(*)に示すようなわずかに陽性に振れる電位が見られますが、このモンタージュでは位相の逆転を検出できません。

さらに横の双極導出のモンタージュを見てみます(**図2-34-C**)。するとA1-T3（⑧）で陰性の活動を認めます(*)。一方T4-A2（⑬）では陽性に振れる活動が見られます(*)。これらの活動は隣の電極〔T3-C3（⑨）やC4-T4（⑫）〕にも波及しており、さらに(*)の電位はその隣の電極〔T5-P3（⑭）〕、(*)の電位は両隣の電極〔F4-F8（⑦）やP4-T6（⑰）〕にも時間差なしに同時に波及していることがわかります。以上から、側頭部の陰性電位がA1・A2の両側の耳朵電極に波及してA1・A2はゼロ電位ではなく、陰性に帯電していることがわかります（両側耳朵電極の活性化）。このことは基準電極導出法（**図2-34-A**）で、耳朵電極から一番遠い頭頂部の電極Fz（⑰）、Cz（⑱）、Pz（⑲）で大きく陽性に振れる電位が出現していることからも間接的に推定できます。もう一度横につなぐモンタージュ（**図2-34-C**）を見直してください。これでは、頭頂部付近に全く位相の逆転は見られていません。これはFz、Cz、Pzなどの頭頂部電極は側頭部から比較的遠い位置にあり、陰性鋭波の電位が波及しないのに対して、耳朵は内側側頭葉に近いので、てんかん焦点からの電位が及ぶからと考えられます（**図2-34-E**）。そのように考察した上で、さらにもう一度横のモンタージュ（**図2-34-C**）を見直してみましょう。A1-T3（⑧）で最大の陰性電位、C4-T4（⑫）、T4-A2（⑬）で陽性電位が見えているのは、双極導出の端の方では位相逆転が起こらなければ、そこに最大の陰性電位があることを示しています。これを「end of chain 現象」と呼び[23, 34]、側頭部の焦点発作の検出の際には重要な所見です。ちなみに、この脳波記録にはこれとは別にC4-T4（⑫）付近で位相が逆転する鋭波活動が出現しており(*)、この活動は耳朵に波及しておらず、end of chain 現象も見られません。比較してみると違いがはっきりすると思います。

耳朵電極の活性化が疑われる場合は、耳朵より一番遠い正中中心部（Cz）や正中頭頂部（Pz）を基準とするモンタージュにしてみると、A1、A2で最大の陰性の電位を認めます（**図2-34-D**）。

以上の所見をもとにして電位分布をマッピングしたものが**図2-34-F**になります。両側の耳朵の活性化が起こっており（赤点線、青点線）、それとは別に右中心部から側頭部にかけた領域からも鋭波が出現しています（黒太点線）。

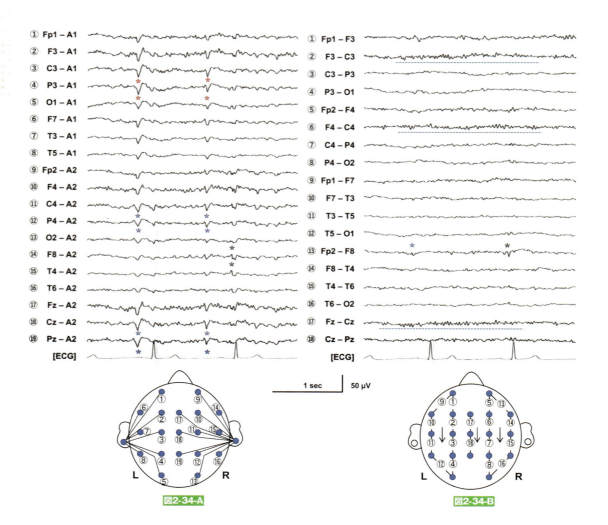

図2-34-A

図2-34-B

突発性異常

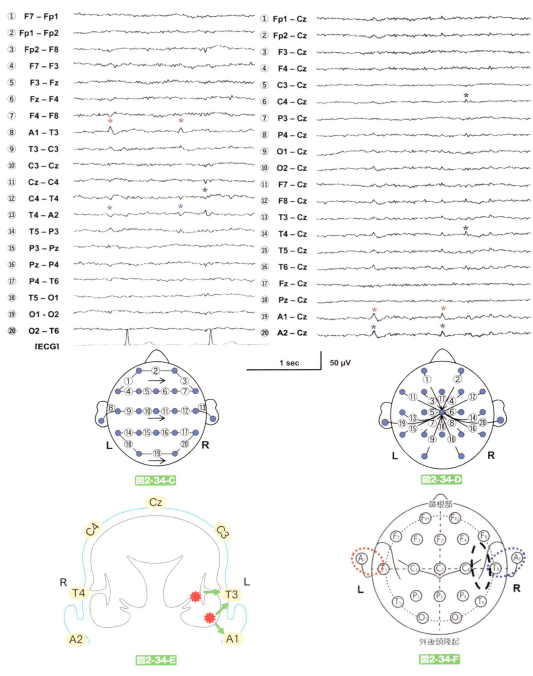

図2-34 耳朶の活性化と end of chain 現象の例

図2-33 と同じ症例の別の時間帯の脳波。耳朶に波及した電位と、別個に耳朶に波及せずに出現した電位がほぼ同時に記録されている。

- **A**：基準電極導出法での記録。陽性の電位を赤青の(*)で示す。これらとは別に低振幅陰性の電位(*)を認める。
- **B**：縦の双極導出のモンタージュ。
- **C**：横の双極導出モンタージュ。
- **D**：正中中心部(Cz)を基準とした基準電極導出法での記録。
- **E**：耳朶の活性化の機序をシェーマで示したもの。側頭部の異常電気活動を赤星印で示し、それが各電極に波及する様子を矢印で示した。
- **F**：鋭波活動のマッピングを示す。左耳朶に波及した活動を赤点線、右耳朶に波及した活動を青点線、別に出現した鋭波活動を黒点線で示した。

■ 総合判定

　脳波の総合判定はこれまで述べてきた背景活動、特に優位律動の出現状態、非突発性異常、突発性異常の所見から病態生理の鑑別を行った後に、臨床所見と対比させて以下の四つに分類します。

正常（normal）：まず背景活動のα波が覚醒時にしっかり出現して、反応性も良くなければ正常とはいえません。逆にいえばα波に異常があれば正常には分類されないことになります。安静時のみならず、睡眠や過呼吸、あるいは光刺激などの賦活により突発性異常、非突発性異常が引き起こされる場合も正常とはいえません。

軽度異常（mildly abnormal）：優位律動に軽度の異常が見られる場合は、ここに分類されます。すなわちα波の出現頻度の軽度の低下、振幅や周波数（徐波化）、分布の軽度の左右差がある場合、背景活動が全く正常でも突発性異常、非突発性異常がわずかに混入する場合は、ここに分類されることがあります。ただここで注意していただきたいことは、**正常人でもこのくらいの異常は 20% くらいに見られる**ことで[23]、脳波所見と臨床症状の相関ははっきりしません。非特異的な所見ですし、脳波の所見を説明する時にはさほど気にしないように説明します。

中等度異常（moderately abnormal）：軽度または高度異常を除いた異常脳波といえます。優位律動にかなりの異常が見られたり、また出現がきわめて悪くなった場合はここに分類されます。α波の出現頻度の病的な低下、振幅や周波数（徐波化）、分布の明らかな左右差がある場合、両側性の場合は軽度〜中等度の脳機能の低下、一側性ならばその半球の軽度〜中等度の脳機能低下が疑われ、脳波所見と臨床症状に明らかな相関が認められます。背景活動が全く正常でも突発性異常、非突発性異常がひどい場合はここに分類されます。

高度異常（severely abnormal）：種々の外的刺激を行っても全く優位律動が見られず、最大限の刺激を行っても背景律動がわずかに反応する程度や、全く反応しない場合、著明な異常波がある場合はここに分類されます。半昏睡（semi-coma）や昏睡状態（coma）の脳波はここに入ることが多く、聴性脳幹誘発電位検査などを行うかどうかを考慮しなければなりません。高度の脳機能低下があると考えられます。

　総合判定を行った後は脳波所見を記載します。実際の脳波の判読とその所見の記載は、以下の章で行います。

第 3 章

応用
（実際の脳波の判読）
／動画付

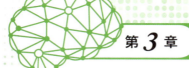

第3章 応用（実際の脳波の判読）／動画付

正常脳波

　これから実際の脳波を例示して判読の手順（図2-1、図2-13、図2-21）に即して判読して行きます。ここで取り上げた脳波にはアーチファクトが混入したもの、適切な賦活や刺激が検査技師によって行われていないものもありますが、それも学んでいただくために問題点を指摘しつつ判読を行うようにしました。

　40歳の男性の脳波です。脳波のスキルアップを目指す時は、年齢と性別以外の情報なしに判読することが望ましいです。

I. 背景活動の判読（図3-1-A）

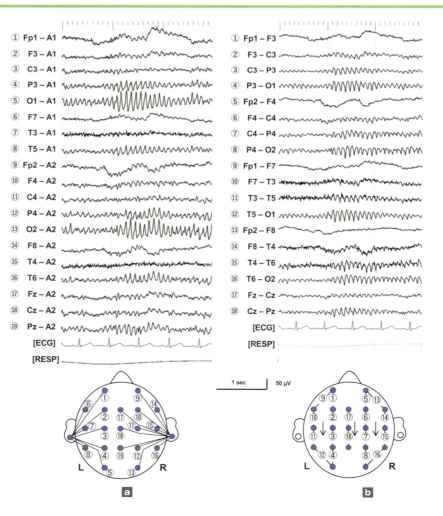

118

正常脳波

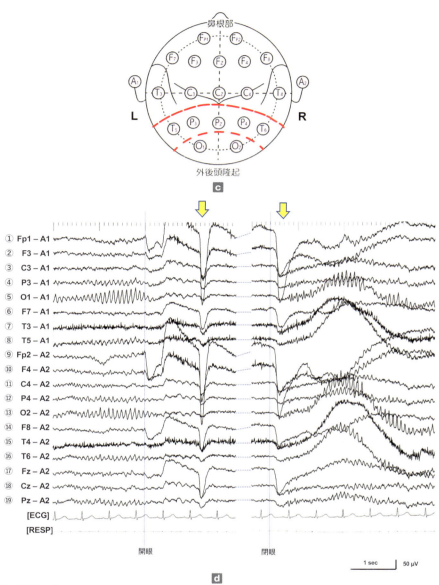

図3-1-A　背景活動

40歳、男性。
a：脳波記録開始時の基準電極導出法での記録。
b：(a) と同じ部分を縦の双極導出法で見たもの。
c：α波の分布をマッピングしたもの。
d：開閉眼の基準電極導出法での記録。開眼と同時に瞬目が起こっている（矢印）。閉眼と同時にα波が出現するが、その周波数は少し速くなっている（12 Hz）。

脳波を開いた時、最初に出てくるモンタージュはほとんどが基準電極導出法ですので、これを見ながら大雑把な判読を行います。図3-1-A-aを見てください。まずα波を探すために、後頭部〔O₁⑤、O₂⑬〕の電極に注目します。ここには 11 Hz で、振幅が最大で 100 μV の高振幅の活動が両側から出現しており、これがα波と考えられます。α波がその周波数範囲内で尖った、鋭い波形を示すことがあり、これは俗に「spiky α波」と呼ばれており病的な意義はありません。この被検者の優位律動も spiky α波といえます。α波は周波数が揃っていて（組織化が良好）、左右で周波数や振幅に差がなく、振幅が大きくなったり小さくなったり（modulation が良好）しており、α波の活動は良好と考えられます。

　次にその分布を調べるために、縦の双極導出のモンタージュに変更します（図3-1-A-b）。双極導出に変えると基準電極導出法に比べて脳波の振幅は小さくなります。ここでは振幅は二つの電極の電位の差を示しますので、電位の高いところは地図で言えば等高線がたくさん入り、電位の低いところは等高線が少ないと考え、α波は後頭部優位に出現することも頭に入れて分布を図示すると図3-1-A-cのようになります。分布は後頭部から前頭部にかけて左右対称に出現しており、分布についても正常と考えられます。また、このページでは特に徐波や鋭波などの混入も見られませんから、これら 1 ページ目の脳波を見た段階で、図2-1のフローチャートに従って大雑把に「この脳波の背景活動は正常に近い」と判断できます（図3-1-E／→P.128「総合判定」参照）。

　さらに優位律動（α波）の反応性を開閉眼で調べます（図3-1-A-d）。開眼すると瞬きが起こりますので、ベル現象で瞬目のたびに眼球は上転します。それにより相対的にプラス（+）に帯電している角膜は前頭極の電極に近づくので、左右の前頭極を含む電極（①②⑨⑩）に大きな下向きの電位が記録されます（矢印）。開眼と同時にα波はブロックされて消失しています。閉眼すると体動によるアーチファクトが入っていますが、再びα波が出現するので反応性は良いといえます。閉眼直後のα波の周波数は 12 Hz になっていますが、閉眼直後は squeak 現象（昔のペン型脳波計で、鳥がキーキー鳴くさえずりのような音に聞こえたので、この名前がつきました）で周波数が速くなりますから、12 Hz をこの被検者の優位律動と書くのは誤りです。閉眼後 2、3 秒経つと 11 Hz の元のレベルに戻ります。α波の周波数は閉眼中で覚醒度が高く、記録中で最もよく観察される律動を記載するようにします。

II. 過呼吸賦活（図3-1-B）

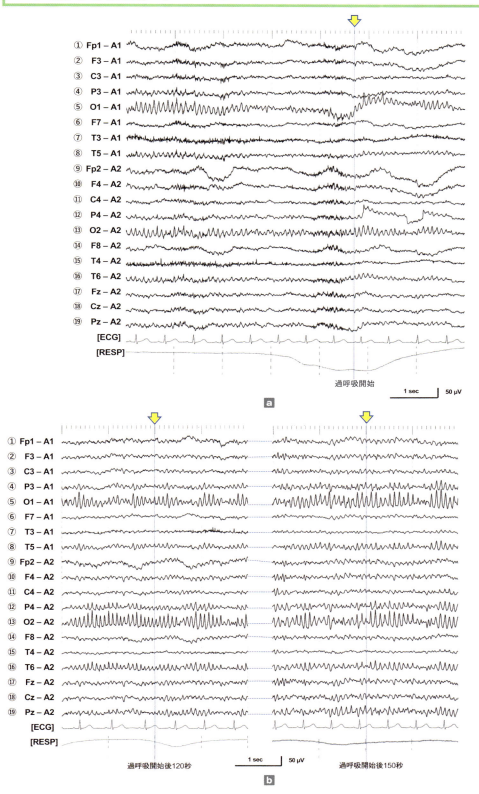

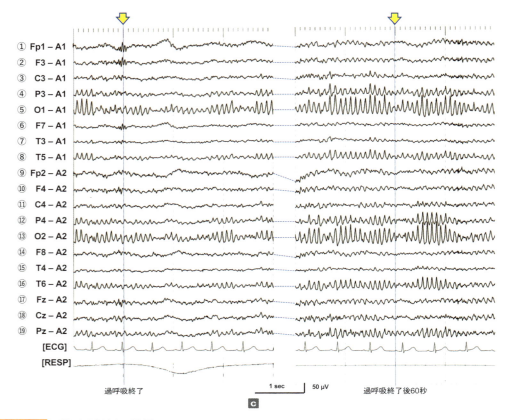

図3-1-B 過呼吸賦活の記録
a：基準電極導出法の記録。矢印とともに過呼吸賦活が始まる。賦活前のα波の周波数は11 Hzである。
b：過呼吸開始60秒（左）、150秒（右）経過後の基準電極導出法の記録。[RESP]のチャンネルを見ると、きちんと過呼吸賦活が行われていることがわかる。α波は10〜11 Hzくらいに遅くなっている。
c：過呼吸終了時（左）と終了後60秒（右）の基準電極導出法の記録。左図矢印のところで過呼吸賦活が終了する。この時のα波の周波数は10〜11 Hzである。終了後60秒経つとα波の周波数は11 Hzに戻っている。

　次に過呼吸賦活の変化を見ます。過呼吸は 図3-1-B-a の矢印のところから始まるので、まず負荷が始まる直前のα波の周波数と振幅を確認します。周波数は11 Hzで正確な振幅は基準電極導出法で確認すると約75 μV程度です。過呼吸が開始されると、実際にきちんと被検者が過呼吸を行っているかどうか、胸部に装着しているセンサーで胸部の動きを確認します（図3-1-B-a･b [RESP]）。この被検者の場合、開始後120秒くらいまでは約3秒に1回ほど呼吸が行われており、α波の振幅も最大で約100 μVくらいになっています（図3-1-B-b ）。しかし開始後150秒くらい経過したところでは疲労のためか呼吸が約4〜5秒に一度と遅くなっています。正確な過呼吸賦活を行うために、記録中に被検者の過呼吸が不十分になった場合、被検者に「あと○○秒ですから、頑張ってください」などと声かけする必要があります。ここまでのところ、特に非突発性異常や突発性異常の増強などの所見はありません。

3分経過したところで過呼吸は終了します（ 図3-1-B-c ）。この時の優位律動の周波数は10 Hz くらいで、開始時より周波数がやや遅くなり、振幅が 90 μV 程度にやや大きくなっています（ 図3-1-B-c 、左）。そこからさらに1分ほど経過すると（ 図3-1-B-c 、右）、周波数は 11 Hz くらいに回復していますので、負荷後の回復は良好と考えられます。

III. 睡眠脳波 （ 図3-1-C ）

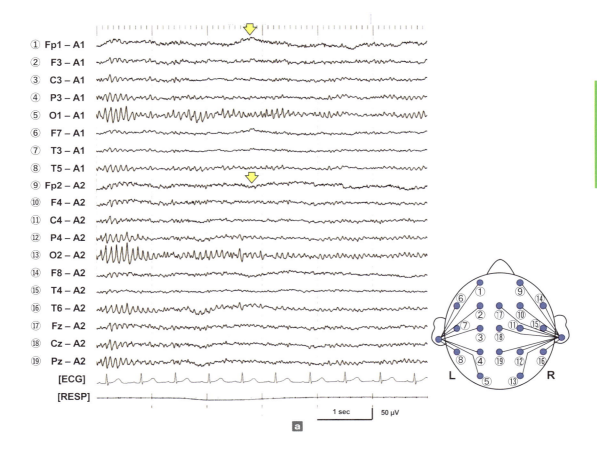

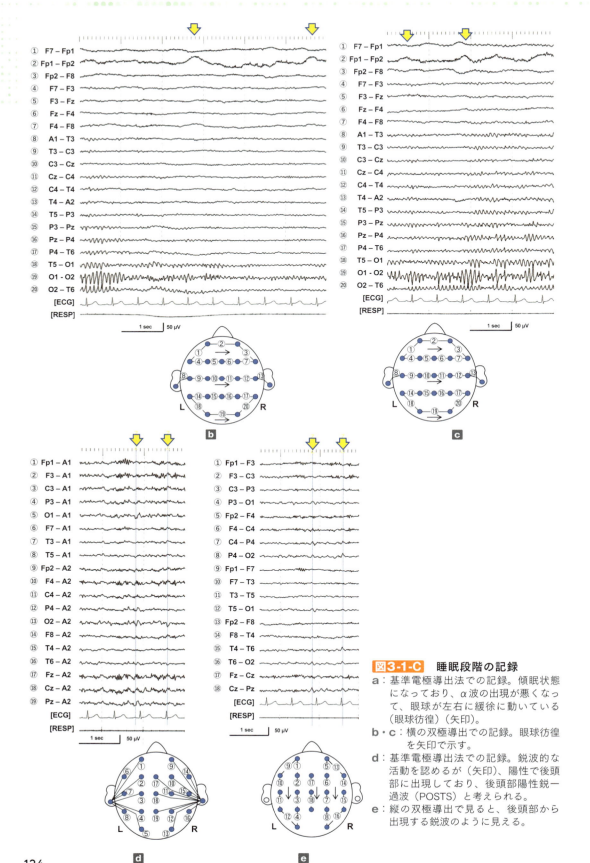

図3-1-C 睡眠段階の記録

a：基準電極導出法での記録。傾眠状態になっており、α波の出現が悪くなって、眼球が左右に緩徐に動いている（眼球彷徨）（矢印）。

b・c：横の双極導出での記録。眼球彷徨を矢印で示す。

d：基準電極導出法での記録。鋭波的な活動を認めるが（矢印）、陽性で後頭部に出現しており、後頭部陽性鋭一過波（POSTS）と考えられる。

e：縦の双極導出で見ると、後頭部から出現する鋭波のように見える。

この記録では過呼吸終了後すぐに被検者は傾眠状態になっています（図3-1-C-a、矢印）。α波は遅くなり（10〜11Hz）、眼球が左右に緩徐に動く眼球彷徨が起こっています（図3-1-C-a〜c、矢印）。それからしばらくするとα波は出現しなくなり、同時に後頭部から陽性鋭波が出現しています（図3-1-C-d・e、矢印）。これは後頭部陽性鋭一過波（POSTS）ですが、この活動は縦の双極導出ではあたかも後頭部に最大の陰性電位がある end of chain 現象のようにも見えますから、注意する必要があります（図3-1-C-e、矢印）（図3-1-F／→P.130「総合判定」参照）。この記録では睡眠段階 N1 の前期までの睡眠脳波が記録されています。

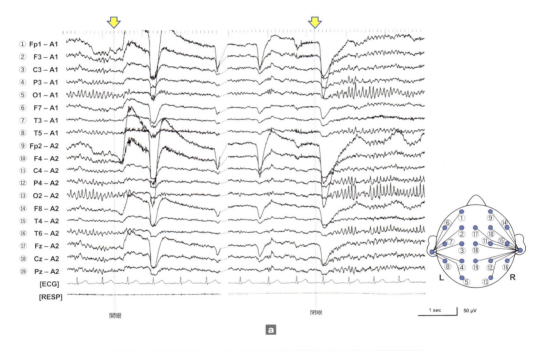

a

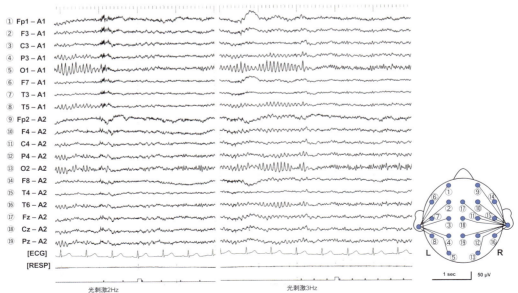

b

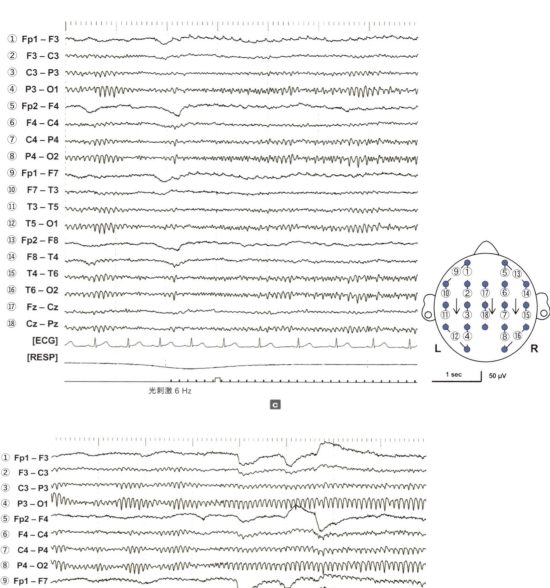

光刺激 6 Hz

c

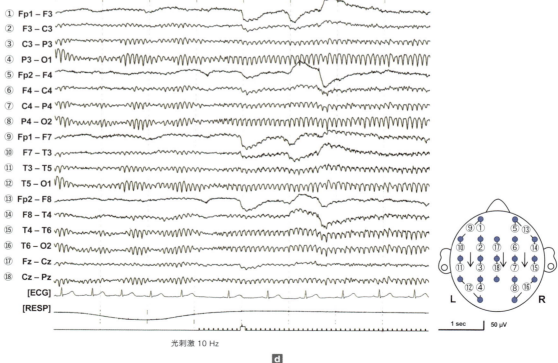

光刺激 10 Hz

d

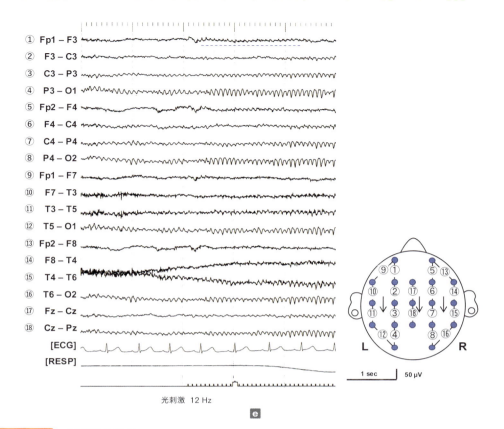

図3-1-D 光刺激の記録

a：基準電極導出法での記録。光刺激の前に開閉眼を行い、覚醒度を上げている。
b：基準電極導出法での記録。2、3 Hz の光刺激。α 波がブロックされている。
c：縦の双極導出法での 6 Hz の光刺激での記録。
d：縦の双極導出法での 10 Hz の光刺激での記録。
e：縦の双極導出法での 12 Hz の光刺激での記録。後頭部に光駆動反応（photic driving response）が起こっている（c、d、e）。

IV．光刺激（図3-1-D）

　被検者の覚醒度が睡眠によりやや下がっていますので、まず覚醒状態にするために開閉眼を行っています（図3-1-D-a）。開閉眼により 10 Hz だった α 波の周波数が 11 Hz になっています。このように被検者の覚醒度が上がったことを確認して光刺激を行います。光刺激が 2 Hz から開始されるとまず α 波がブロックされますが、光駆動反応（photic driving response）は起こっていません（図3-1-D-b）。その後、光刺激が 6 Hz になったところで光駆動反応が後頭部に 12 Hz で起こり（図3-1-D-c）、10 Hz では 10 Hz（図3-1-D-d）、12 Hz では 12 Hz で光駆動反応が後頭部に起こっています（図3-1-D-e）。

　ここで注意することは、光駆動反応は後頭部に起こり、光刺激からわずかに遅れるものの time-lock して後頭部に反応が出現していることです。この遅れは網膜から後頭葉までインパルスが伝わる時間に相当します（フラッシュ視覚誘発電位とみなしてよいです）。なお光突発反応は、光刺激開始とは同期せず、光刺激から遅れて出現します。また前頭部に光駆動の

ような活動が見られることがありますが（ **図3-1-D-e** ）、〔Fp1-F3（①）、点線〕、これは光駆動ではないこと（光電効果）に注意します。

　光駆動は両側にほぼ均等に起こっており、光刺激により突発性異常も非突発性異常も誘発されませんので、正常の反応と考えられます。

Ⅴ. 総合判定

　最後まで脳波を判読したところで総合判定を行います。総合判定の結果を **表3-1** に示します。背景活動の部分には優位律動（α波）を中心に所見を記載し、覚醒度についても言及します。睡眠脳波が記録されればその所見も記載します。この脳波記録について優位律動は両側後頭部から出現する11 Hzの高振幅のα波で、組織化、modulationは良好です。睡眠段階N1早期までの記録が見られます。睡眠中にPOSTSが出現しています。

　次に光刺激と過呼吸賦活について述べます。この脳波では光刺激でα-blockingを認めます。6、10、12、18、20 Hzで光駆動反応が見られます。過呼吸賦活ではα-slowingを認め、賦活により非突発性、突発性異常の出現はなく、賦活後の回復も良好です。

　さらに記録全体での非突発性異常と突発性異常について記載します。この脳波記録では特に異常所見は出現していません。なお全記録を通じてFp2の電極に電極ポップがあり、Fp1、P4、T4にもアーチファクトが混入していますが、判読に支障はありませんでした。

　以上の所見を記載した後、判定をします。この脳波記録は正常と診断され、正常の覚醒時および睡眠段階N1早期までの脳波記録と記述します。

表3-1　脳波所見の記載例

所見：40歳、男性	
背景活動	：優位律動は両側後頭部から出現する11 Hzの高振幅α波で、組織化、modulationは良好です。睡眠段階N1早期までの記録が見られます。睡眠中にPOSTSが出現しています。
光刺激	：α-blockingを認めます。6、8、10、12、18、20、24 Hzで光駆動反応が見られます。
過呼吸賦活	：α-slowingを認めます。後半の過呼吸負荷が不十分ですが、負荷による異常は認めません。負荷後の回復は良好です。
非突発性異常	：特に異常は認めません。
突発性異常	：特に異常は認めません。
判定	：正常の覚醒時および睡眠段階N1までの脳波記録。
コメント	：優位律動は高振幅で俗にいうspiky αですが、正常所見です。
臨床診断	：失神発作。頭部MRI検査で異常を認めません。

正常脳波

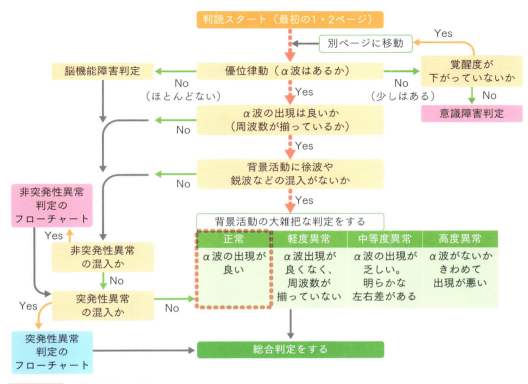

図3-1-E 背景活動の判定
判定の過程を点線矢印で示した。

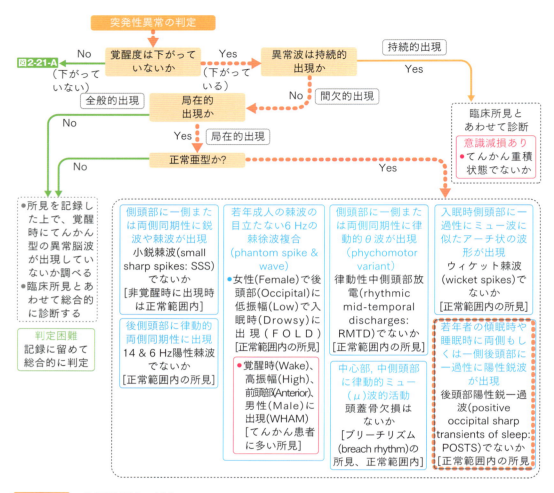

図3-1-F 後頭部鋭波の判定のフローチャート
判定の過程を点線矢印で示した。

VI. 臨床との相関

　総合判定を行った後に、臨床情報を読んで臨床所見、神経画像検査などと脳波の所見との相関について考察を行います。臨床情報として被検者は失神発作が起こったため、念のために脳波検査まで行った方です。頭部MRI検査に異常は認められませんでした。

第3章 応用（実際の脳波の判読）

軽度異常脳波

46歳、女性の脳波です。

1. 背景活動の判読（図3-2-A）

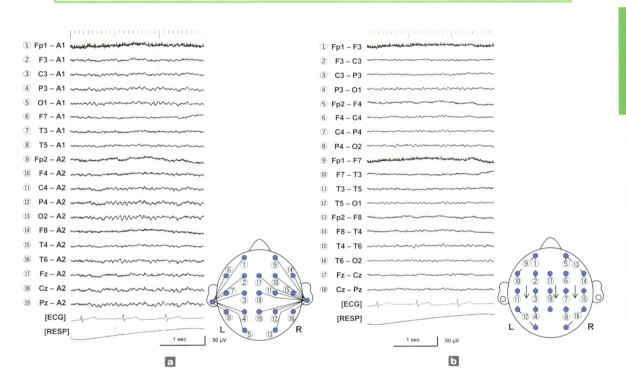

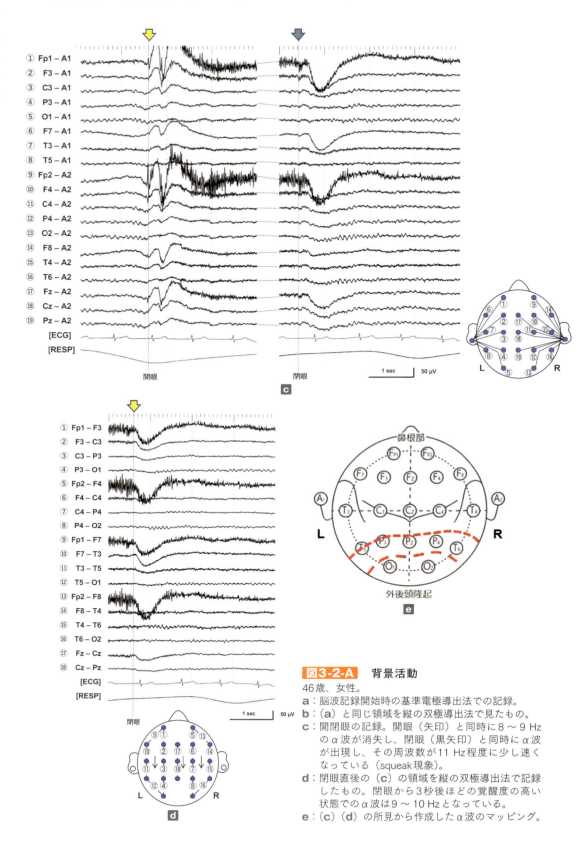

図3-2-A 背景活動

46歳、女性。
a：脳波記録開始時の基準電極導出法での記録。
b：(a)と同じ領域を縦の双極導出法で見たもの。
c：開閉眼の記録。開眼（矢印）と同時に8〜9Hzのα波が消失し、閉眼（黒矢印）と同時にα波が出現し、その周波数が11Hz程度に少し速くなっている（squeak現象）。
d：閉眼直後の(c)の領域を縦の双極導出法で記録したもの。閉眼から3秒後ほどの覚醒度の高い状態でのα波は9〜10Hzとなっている。
e：(c)(d)の所見から作成したα波のマッピング。

P.131 の基準電極導出法のモンタージュを見ると（ 図3-2-A-a ）、左後頭部から頭頂部
〔P3-A1（④）、O1-A1（⑤）〕、右後頭部から頭頂部〔P4-A2（⑫）、O2-A2（⑬）〕に振幅が 25
μV、周波数が 9〜10 Hz くらいの活動が見えます。この後頭部優位律動の組織化や modula-
tion はやや不良のようです。また左中心部から後頭部〔C3-A1（③）、P3-A1（④）、O1-A1
（⑤）〕、右中心部から後頭部〔C4-A2（⑪）、P4-A2（⑫）、O2-A2（⑬）〕、それに頭頂部〔Fz-A2
（⑰）、Cz-A2（⑱）、Pz-A2（⑲）〕あたりから 2〜3 Hz の低振幅徐波が出現しているように見
えます。徐波が出現していると判断される場合、双極導出法で確認することをお勧めしま
す。優位律動は後頭部優位に出現するので、縦の双極導出のモンタージュに変えてみます
（ 図3-2-A-b ）。前頭部の二つの電極（①⑨）に速い周波数の活動が混入しており、左前頭極
部（Fp1）に筋電図のアーチファクトが混入していることがわかります。左後頭部（④⑫）
や右後頭部（⑫⑮⑯）に 9〜10 Hz の活動が見られますが、やはり組織化、modulation はや
や不良です。基準電極導出法で出現が疑われた徐波活動は、縦の双極導出のモンタージュで
は出現ははっきりしませんので、いったん保留にしておきます。

覚醒度が下がっていると優位律動の出現は悪くなるので、開閉眼を行い、覚醒度を上げま
す（ 図3-2-A-c・d ）。開閉眼により周波数は 8〜9 Hz から 9〜10 Hz に少し速くなり、組織
化はやや良くなりますが、modulation はそれほど改善しません（ 図3-2-A-c ）。

次に優位律動の分布を調べてみましょう。優位律動の分布は、出現の良いところで基準電
極導出法と双極導出法をあわせて考えます。基準電極導出法（ 図3-2-A-c ）では電位の最も
高いところは右後頭部〔O2-A2（⑬）〕、右後側頭部〔T6-A2（⑯）〕で、次に高いところは左
頭頂部〔P3-A1（④）〕、左後頭部〔O1-A1（⑤）〕、右頭頂部〔P4-A2（⑫）〕、正中中心部〔Cz-A2
（⑱）〕、正中頭頂部〔Pz-A2（⑲）〕になります。

さらに縦の双極導出（ 図3-2-A-d ）で電位の高いところを見ると、左頭頂部-後頭部〔P3-O1
（④）〕、右頭頂部-後頭部〔P4-O2（⑧）〕、右側頭部-後側頭部〔T4-T6（⑮）〕のチャンネルに
なります。双極導出法で電位の高いところは二つの電極間の電位差が大きいことを意味して
いますので、これらを踏まえて優位律動の分布を地図の等高線や、天気図の等圧線のように
描いてみると、やや右寄り両側後頭部に分布していると考えられます（ 図3-2-A-e ）。

ここまで判読した段階で 図2-1 のフローチャートに従って大雑把に脳波所見を判定しま
す。優位律動の分布が常に電極一つ分以上片寄っていれば異常所見ととりますが、そこまで
の異常は呈しておらず、最初のページで疑われた徐波の出現は、その後のページで確認され
ませんでしたので、これは覚醒度がやや下がった時に出現した徐波と考えられます。しかし
被検者の年齢を考えると優位律動の組織化、modulation がやや不良ですので、これまでのと
ころこの脳波は軽度異常の所見と考え、その後の判読を続けていきます（ 図3-2-E ／
→P.144「総合判定」参照）。

II．過呼吸賦活（図3-2-B）

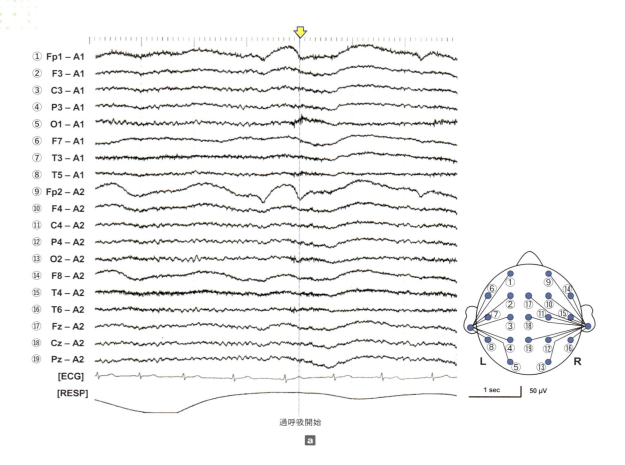

a

軽度異常脳波

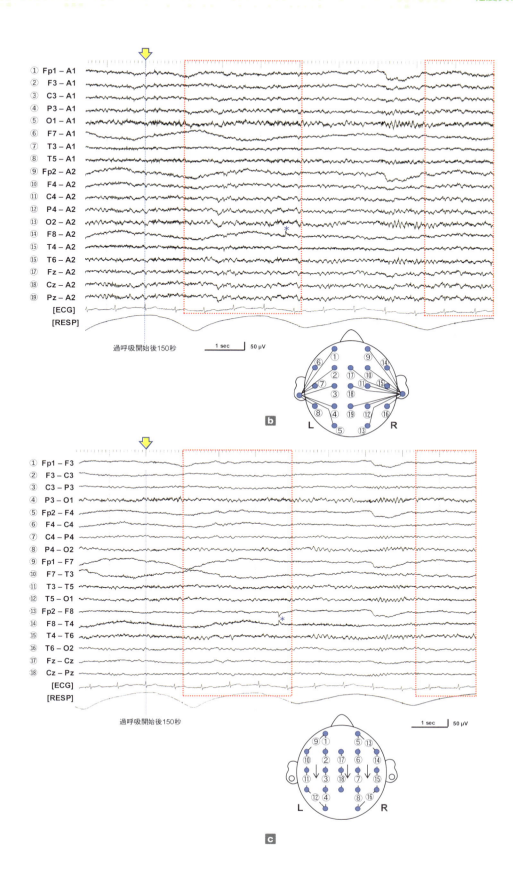

過呼吸開始後150秒

過呼吸開始後150秒

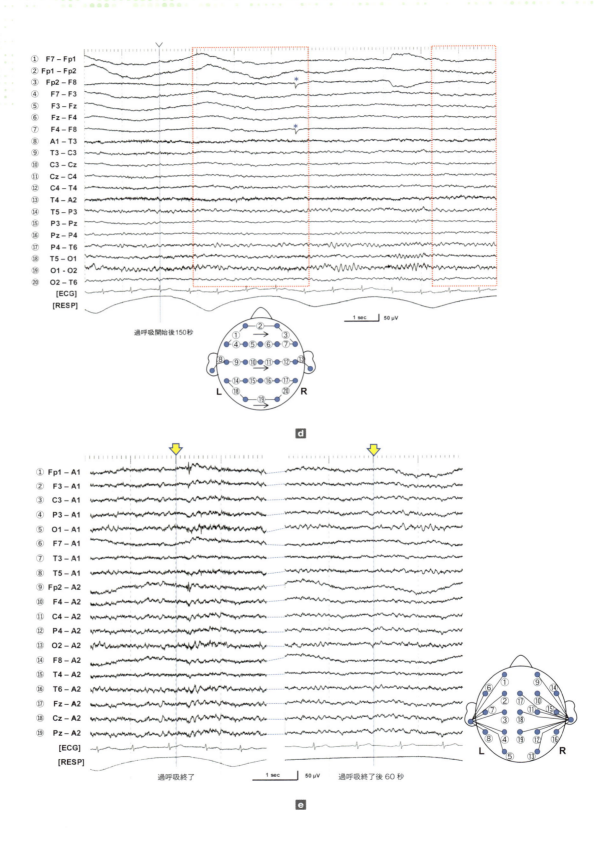

軽度異常脳波

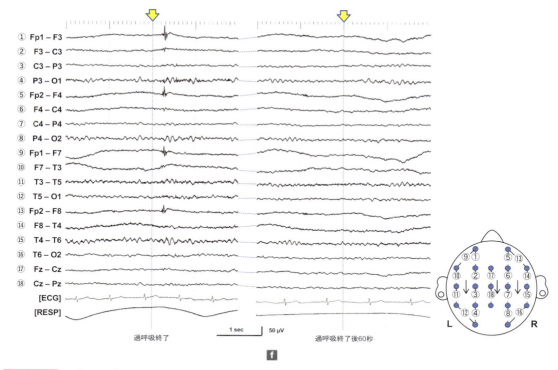

図3-2-B　過呼吸賦活の記録

a：基準電極導出法での記録。矢印とともに過呼吸が始まる。負荷前のα波の周波数は9〜10 Hzで、振幅は20 μV程度と判断される。
b：過呼吸開始後150秒ほど経過後の基準電極導出法での記録。[RESP]のチャンネルを見ると、3秒に1回程度の過呼吸が行われていることがわかる。徐波が赤点線の部分に見られる。F8の電極にアーチファクトが見られる(*)。
c：同じ領域の縦の双極導出法の記録。F8の電極のみに位相の逆転を認める(*)ので、これはF8電極のアーチファクトと考えられる。
d：横の双極導出法。F8のアーチファクトを(*)で示す。
e：過呼吸終了時と終了60秒後の基準電極導出法の記録。α波の周波数は8 Hz程度にまで遅くなっており、振幅は40 μV程度にまで高くなっている。
f：(e)と同じ領域の縦の双極導出法の記録。

　過呼吸は 図3-2-B-a の矢印のところから始まるので、まず負荷が始まる直前のα波の周波数と振幅を確認します。周波数は約9 Hzで振幅は基準電極導出法で確認すると約20 μV程度です。胸部に装着しているセンサーで胸部の動きを確認しますと（図3-2-B-a・b [RESP]）、この被検者の場合負荷開始後150秒ほど経過しても大体3秒に1回程度過呼吸を行っていることがわかります（図3-2-B-b ）。

　負荷開始後150秒の基準電極導出法での記録を見ると、背景活動に混じって2〜6 Hzくらいの徐波活動が出現しているように見えます（図3-2-B-b、赤点線）。出現している活動を縦の双極導出法（図3-2-B-c）と横の双極導出法（図3-2-B-d）に変えて電位分布を見ましょう。縦の双極導出法では背景活動が8〜9 Hzに少し遅くなっていることがわかります。しかしこれらの双極導出法では、はっきりした局在的な徐波の出現は確認されません。なお、F8に電極ポップがあります(*)。

　負荷開始後180秒経過したところで過呼吸は終了しますが、基準電極導出法での記録を見

ると、優位律動は 8 Hz くらいに遅くなっており、やはり徐波が増えているように見えます（図3-2-B-e）。活動を分離するために双極導出法にしてみると、過呼吸終了時には優位律動は両側 8 Hz くらいに遅くなっていることがわかります（図3-2-B-f、左）。しかし局在性の徐波活動は認めません。過呼吸終了後 60 秒経過すると、優位律動は 9〜10 Hz くらいに回復しており（図3-2-B-f、右）、徐波も目立たなくなっています。したがって過呼吸負荷による回復は良好と考えられます。しかし相変わらず優位律動の組織化、modulation はあまり良くありません。

III. 睡眠脳波（図3-2-C）

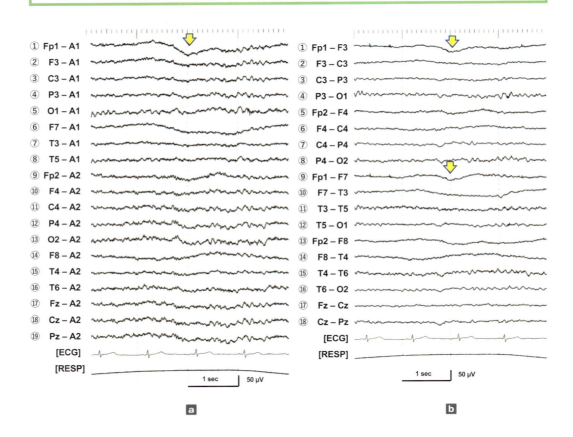

軽度異常脳波

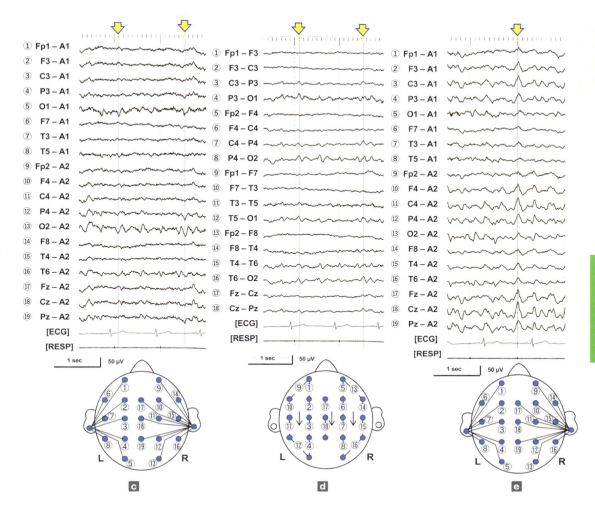

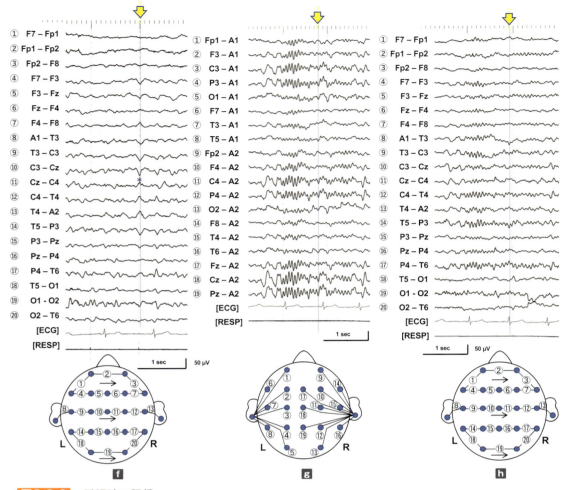

図3-2-C 睡眠時の記録

a：基準電極導出法での傾眠時の記録。α波の出現が乏しくなり、眼球が水平方向に緩徐に動いている（眼球彷徨）（矢印）。
b：(**a**) と同じ領域の縦の双極導出法での記録。矢印は双極導出法での眼球彷徨を示す。
c：基準電極導出法でのPOSTSの記録（矢印）。
d：(**c**) と同じ領域の縦の双極導出法での記録。POSTSを矢印で示す。
e：睡眠段階N1の基準電極導出法でVSTが出現している（矢印）。
f：(**e**) と同じ領域の横の双極導出法での記録。この活動は正中中心部（Cz）で位相の逆転を呈している(*)。
g：睡眠段階N2の基準電極導出法での記録。二相性の高振幅の徐波、K複合が睡眠紡錘波とともに出現している（矢印）。
h：(**g**) と同じ領域の横の双極導出法での記録。

　過呼吸終了後、この被検者は傾眠状態になりました（図3-2-C-a）。α波の出現が減り、眼球が緩徐に動く眼球彷徨が起こっています（図3-2-C-a・b、矢印）。その後α波は出現しなくなり、同時に後頭部から陽性鋭波が出現しています（図3-2-C-c・d、矢印）。これはPOSTSです。この記録では睡眠段階N1の前期までの睡眠脳波が記録されています。

　しばらくすると徐波が多くなり、やがて頭頂部に最大の電位を呈する陰性鋭波が出現しはじめます（図3-2-C-e・f）。これはVSTで、睡眠段階N1の後期に入っていると判断されます。さらに経過するとVSTとはやや異なる分布をとる二相性の高振幅徐波が睡眠紡錘波と重畳して出現しており、K複合と考えられます（図3-2-C-g・h）。これが出現すると睡眠段階N2と判定されます。

IV．光刺激（図3-2-D）

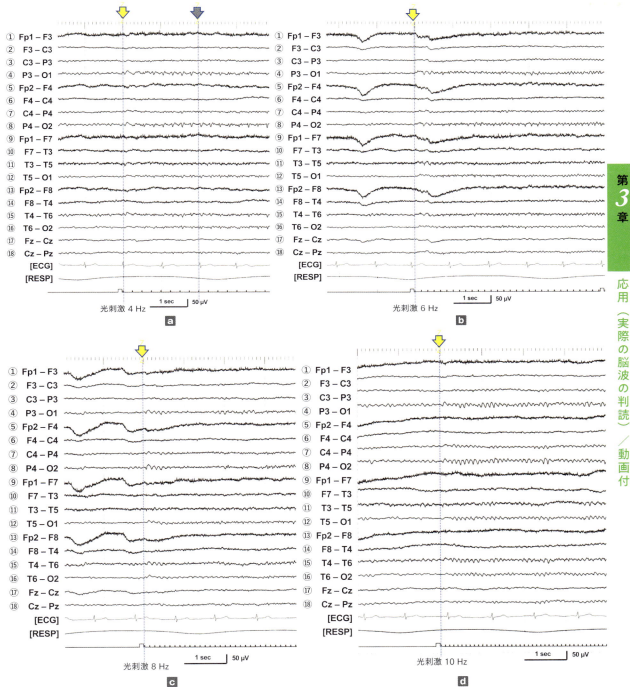

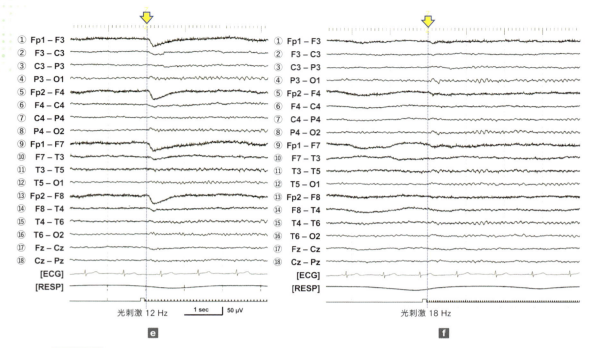

図3-2-D 光刺激の縦の双極導出法での記録
a：9 Hzで出現しているα波が4 Hzの光刺激（矢印）開始後ブロックされると同時に後頭部にdrivingが起こっている。光刺激と後頭部のdrivingの出現の間に若干のtime lagがあることがわかる（黒矢印）。
b：6 Hzでの光刺激（矢印）。
c：8 Hzでの光刺激（矢印）。
d：10 Hzでの光刺激（矢印）。
e：12 Hzの光刺激（矢印）。
f：18 Hzの光刺激（矢印）。

　被検者の覚醒度が少し下がっているので、本来でしたら光刺激の開始前に開閉眼や音刺激などを行い、覚醒度を高めておくことが望ましいのですが、この記録ではそのようなことは行われていません。光刺激開始後は後頭部に光駆動反応が出現しますので、縦の双極導出法で見てみましょう。

　4 Hzの光刺激が開始されると、α波がブロックされ光駆動反応が両側後頭部に起こっています〔図3-2-D-a ④⑧)〕。光駆動反応は光刺激からわずかに遅れるものの、time-lockして後頭部に反応が出現していることがよくわかります（図3-2-D-a、黒矢印）。6 Hz（図3-2-D-b）、8 Hz（図3-2-D-c）、10 Hz（図3-2-D-d）で刺激と同じ周波数で駆動が起こっており、12 Hz（図3-2-D-e）では光刺激直後に12 Hz、18 Hz（図3-2-D-f）では1/2の周波数の9 Hzで駆動が起こっています。光駆動は両側にほぼ均等に起こっており、光刺激により突発性異常も非突発性異常も誘発されませんので、正常の反応と考えられます。

軽度異常脳波

Ｖ．総合判定

　総合判定の結果を **表3-2** に示します。この脳波記録では優位律動は両側後頭部から出現する 9〜10 Hz の α 波で、組織化、modulation はやや不良です。その分布は少し右に片寄って出現しています。常時一つの電極分以上の分布の左右差があれば異常所見とみなされますが、この記録ではそこまでの異常は見られません。記録中睡眠段階 N2 までの記録が見られます。傾眠から睡眠中に POSTS が出現しています（**図3-2-C-f** 参照）。

　4 Hz の光刺激で α-blocking を認め、6、8、10、12、18 Hz で光駆動反応が見られます。過呼吸賦活では α-slowing を認め、賦活により徐波がやや増える傾向がありますが、突発性異常の出現はなく、賦活後の回復は良好です。また、この脳波記録全体を見ても、特に非突発性異常や突発性異常などの異常所見は出現していません。

　この患者さんは 40 歳代で優位律動は 9〜10 Hz で周波数自体は α 波の範囲内ですがやや遅めであり、組織化、modulation はやや不良なので、完全に正常とはいえません。臨床との相関が考えにくい非特異的な所見があるといえます。もしその他、例えば開眼で α 波が抑制されない、光刺激で抑制や光駆動がないなどの非特異的所見があった場合は、非特異的所見とはいえ正常者ではあり得ないので、中等度異常に分類されます。しかし本例ではそのような所見は認めないので、この記録は軽度異常に分類されます。

　ここで注意しなければならないのは、軽度異常の所見は正常者でも 20％程度に見られる所見であり、臨床との相関が考えにくい非特異的な所見ですから、被検者や主治医に説明する場合はこのことを強調して、不安を与えないようにする必要があります。

表3-2　脳波所見の記載例

所見：46歳、女性	
背景活動	：優位律動は両側後頭部優位に出現する 9 〜 10 Hz の α 波で、組織化、modulation はやや不良です。睡眠段階 N2 までの記録が見られます。傾眠から睡眠時に POSTS が出現しています。
光刺激	：4 Hz で α-blocking を認めます。6、8、10、12、18、20、24、30 Hz で光駆動反応が見られます。
過呼吸賦活	：α-slowing を認めます。過呼吸による異常は認めません。賦活終了後の回復は良好です。
非突発性異常	：認めません。
突発性異常	：認めません。
判定	：軽度異常の覚醒時および睡眠段階N2までの脳波記録。 年齢を考慮すると優位律動の組織化、modulationがあまり良くありません。ただし非突発性異常や突発性異常は記録中に認めません。
コメント	：記録中に良性嚢胞が原因と考えられる異常は認めませんでした。
臨床診断	：右側頭葉良性嚢胞

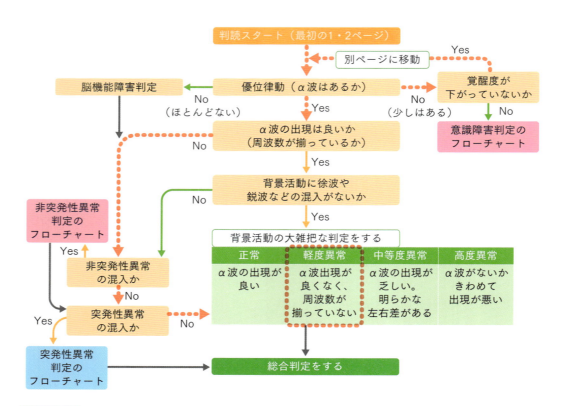

図3-2-E 背景活動の判定
判定の過程を点線矢印で示した。

VI. 臨床との相関

　この被検者は46歳の女性で、たまたま脳ドックで頭部MRI検査を行ったところ右側頭部に囊胞性病変が見つかり、精査のために当院脳外科に紹介されてきました（図3-2-F）。特に頭痛や意識消失発作などの臨床症状もありません。脳波で見られた非特異的な所見とこの囊胞性病変との相関は、今回の記録を見る限りでは考えにくいと判断されました。

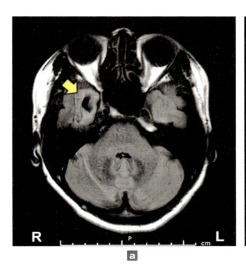
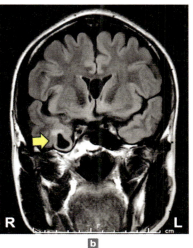

図3-2-F　頭部MRI FLAIR画像
a：水平断画像。
b：冠状断画像。右側頭葉に囊胞性病変を認める（矢印）。

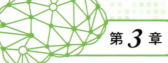

第3章 応用（実際の脳波の判読）

中等度異常脳波（その1）

　中等度異常の脳波とは、脳波所見と臨床所見との間に明らかな相関があるものを指します。中等度異常脳波は軽度や高度に比べてその範囲が広いことが特徴です。このため中等度異常脳波の領域には多くのパターンが見られますので、この章には4種類の例を提示します。

　まず、25歳男性の脳波です。

I. 背景活動の判読（図3-3-A）

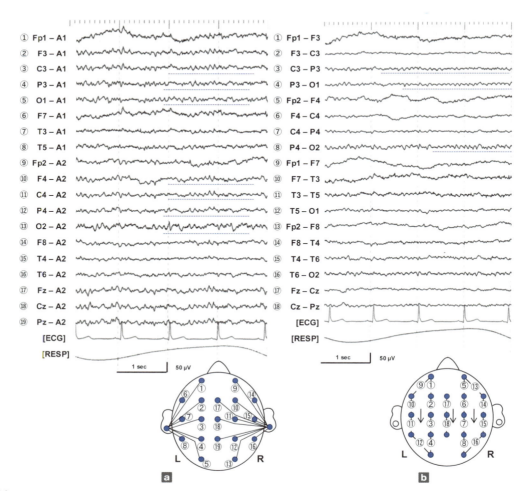

146

中等度異常脳波（その1）

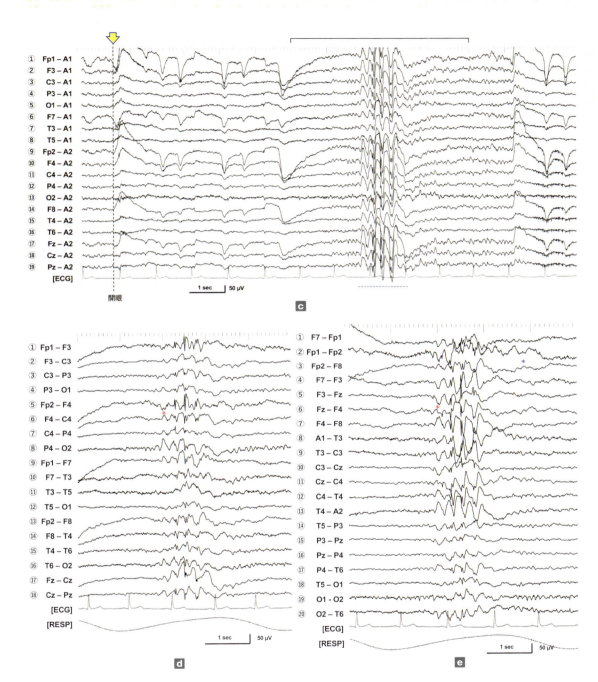

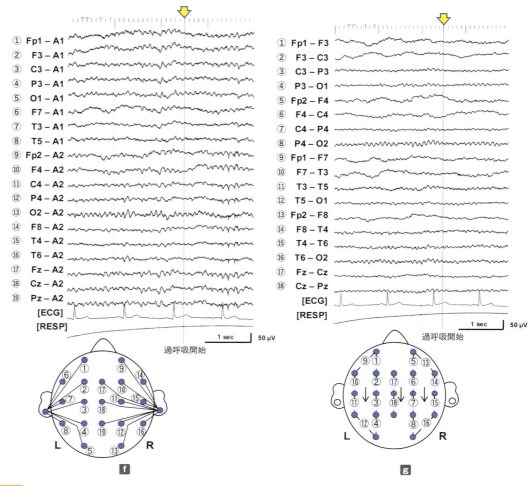

図3-3-A 突発性異常の記録

25歳、男性。
- **a**：記録開始時の基準電極導出法での記録。優位律動が出現している部分を青点線で示す。
- **b**：（**a**）と同じ領域を縦の双極導出法で見たもの。優位律動が出現している部分を青点線で示す。
- **c**：開眼時の基準電極導出法での記録。開眼（矢印）と同時にα波が消失する。開眼して6秒ほど経過したところで全般性の棘徐波複合波が出現している（青点線）。この間、瞬目が起こっていない。
- **d**：（**c**）で突発性異常が出ている領域（黒線）を縦の双極導出法で見たもの。F4で徐波の位相の逆転が見られる（*）。
- **e**：（**c**）で突発性異常が出ている領域（黒線）を横の双極導出法で見たもの。Fz-F4で位相の逆転を認める（*）。また全般性の突発性異常が終わった後でも、Fp2で位相の逆転を認める徐波が残っている（*）。
- **f**：開閉眼終了後覚醒度が上がった状態で優位律動の出現を基準電極導出法で見たもの。優位律動が出現している部分を青点線で示す。
- **g**：（**f**）と同じ領域を縦の双極導出法で見たもの。優位律動を青点線で示す。

　最初のページの基準電極導出法を見て大雑把な評価を行います（**図3-3 -A-a**）。左後頭部、頭頂部、中心部〔O1-A1（⑤）、P3-A1（④）、C3-A1（③）〕に振幅が40 μV、周波数が10 Hzくらいの活動を認め（青点線）、これが優位律動と考えられます。右後頭部、頭頂部、中心部〔O2-A2（⑬）、P4-A2（⑫）、C4-A2（⑪）〕にも同じような活動が見えますが、左半球ほど出現が良くないように見えます。また組織化、modulationもそれほど良くありません。このような場合、まずどうして出現が悪く見えるのかを考えます。この記録では、左後

頭部に比べて右後頭部に徐波の混入が多いため、そのように見えている可能性が考えられます。つまり、覚醒度が低いために優位律動の出現が不良ということをまず考えます。そこで開閉眼での脳波を基準電極導出法で見ると、閉眼後少し優位律動の出現が良くなっています（ 図3-3-A-f・g ）。後頭部中心にやや左寄りに振幅が 40〜50 μV、周波数が 10 Hz くらいの優位律動が出現しており（ 図3-3-A-g ）、組織化、modulation もやや良くなっています。

開眼時に 4 Hz の突発性異常（棘徐波複合）が出現しました（ 図3-3-A-c 、青点線）。このような突発性が見られた場合、まず全般性に出現しているのか、局在的に出現し全般化しているのかに注意します。また異常波が出現や消失する際、最初はどの領域から始まり、最後はどの領域に残っているかに注意して判読するようにします。これは突発性異常や非突発性異常が長時間続いた場合でも同じです。

基準電極導出法で見ると両側同期性に棘徐波複合が出現しており、全般性に出現しているように見えます（ 図3-3-A-c ）。そこで縦の双極導出法および横の双極導出法のモンタージュでこの領域を見ますと、縦の双極導出法（ 図3-3-A-d ）では右前頭部（F4）で位相逆転する徐波が出現し（⑤⑥）、0.25 秒ほどで全般化しています。横の双極導出法（ 図3-3-A-e ）では右前頭部（F4）と正中前頭部（Fz）との間で位相逆転を認める徐波がまず出現しています（⑥）（*）。棘波は縦の双極導出法（ 図3-3-A-d ）で見ると、徐波と同じく右前頭部（F4）で位相の逆転が見られます（⑤⑥）。棘徐波複合は 1 秒ほど続き、横の双極導出法を見る限り、徐波の位相の逆転は（②③）で見られますので、徐波は右前頭極部（Fp2）に残っているようです（ 図3-3-A-e ）（*）。またこの突発性異常が出現している前後 5 秒間くらいは、それまで起こっていた瞬目が起こらなくなっていますので（ 図3-3-A-c ）、一過性に意識減損が起こっている可能性も考えられます。ここで見られた突発性異常は、その後も時に出現していますが、このくらいの左右非対称は全般てんかんでも見られるので、焦点てんかんからの二次的全般化とはとらない方が無難です。

ここまで判読した段階で、 図2-1 のフローチャートに従って大雑把に脳波所見を判定します。優位律動の分布はやや左寄りですが、病的というほどではありません。組織化、modulation は覚醒度の高いところでは比較的良くなっていますが、稀に突発性異常の棘徐波複合や鋭波が出現しているので、これまでのところこの脳波は中等度異常の所見と考え判読を続けていきます（ 図3-3-E 、 図3-3-F 、 図3-3-G ／→P.155 〜 157「総合判定」参照）。

II．過呼吸賦活（図3-3-B）

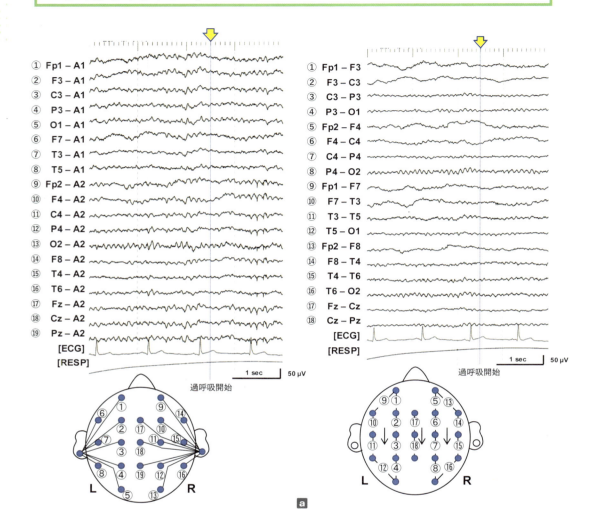

a

中等度異常脳波（その1）

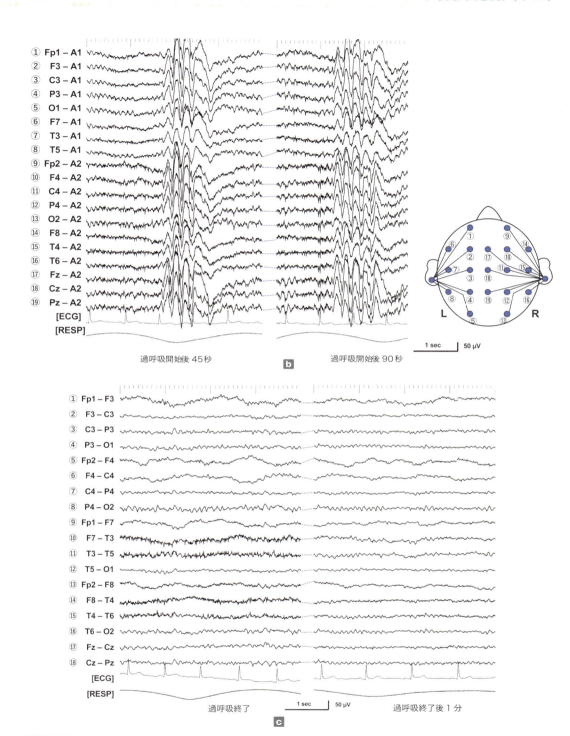

図3-3-B　過呼吸賦活の記録

a：（左）基準電極導出法記録。（右）縦の双極導出法の記録。矢印とともに過呼吸が始まる。開始前のα波の周波数は10 Hzで、振幅は30 μV程度と判断される。

b：過呼吸開始後45秒（左）と90秒（右）の基準電極導出法の記録。1〜1.5秒の全般性の突発性異常が出現している。[RESP]のチャンネルを見ると、3秒に1回程度の過呼吸が行われていることがわかる。

c：（左）過呼吸終了時の縦の双極導出法の記録。α波の周波数は8〜9 Hzに遅くなっており、組織化、modulationも悪くなっている。（右）過呼吸終了後1分後の縦の双極導出法の記録。α波の周波数は10 Hzに回復し、組織化、modulationも良くなり、突発性、非突発性異常も見られなくなっている。

151

過呼吸は 図3-3-B-a の矢印のところから始まりますので、まず負荷が始まる直前のα波の周波数と振幅を確認します。周波数は9〜10 Hzで、振幅は基準電極導出法で確認すると約40〜50 μVです。胸部に装着しているセンサーで胸部の動きを確認すると（ 図3-3-B-a・b [RESP]）、大体3秒に1回程度呼吸が行われており、この後過呼吸は大体このペースで続いています。過呼吸開始後45秒と90秒に既出の全般性棘徐波複合が1〜1.5秒出現しています。明らかに過呼吸により全般性の突発性異常の出現が増加していますから、過呼吸で全般性の異常が誘発される可能性があります。本来ならば、この時点で過呼吸を中止しなければなりません。判読医は技師に対して脳波を再検する場合、過呼吸賦活は注意して行うよう指示する必要があります。過呼吸終了時には優位律動は9 Hzとやや遅くなり（ 図3-3-B-c 、左）、振幅も少し大きくなって組織化、modulationは悪くなっています。終了後1分ほど経過したところでは優位律動は負荷前の状態に戻り、徐波、鋭波の出現頻度も下がっています（ 図3-3-B-c 、右）。したがって過呼吸負荷による回復は良好と考えられます。

III．睡眠脳波（図3-3-C）

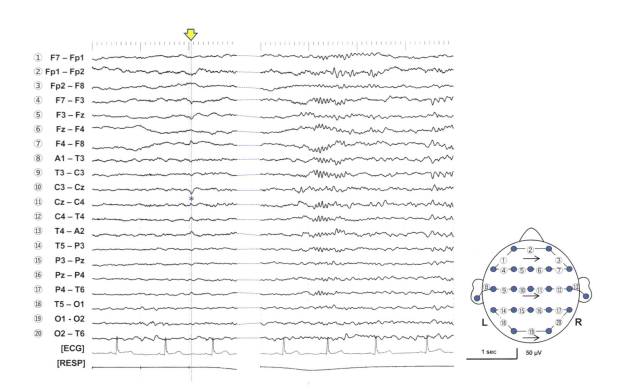

図3-3-C　睡眠時の記録
（左）睡眠段階N1の横の双極導出法での記録。VSTが出現している（矢印）。VSTが頭頂部で位相の逆転を呈していることがわかる(*)。（右）睡眠段階N2の横の双極導出法での記録。二相性の高振幅の徐波、K複合が睡眠紡錘波とともに出現している。

過呼吸終了後、被検者は徐々に傾眠から睡眠状態に入りました（図3-3-C）。α波の出現が減った後、α波は出現しなくなり、同時に後頭部から後頭部陽性鋭一過波（POSTS）が出現し、その後VST（図3-3-C、左）やK複合、紡錘波が出現しており（図3-3-C、右）、睡眠段階N2までの状態になっていると考えられます。覚醒時や過呼吸負荷で見られた非突発性、突発性異常は睡眠状態では認められませんでした。

IV. 光刺激（図3-3-D）

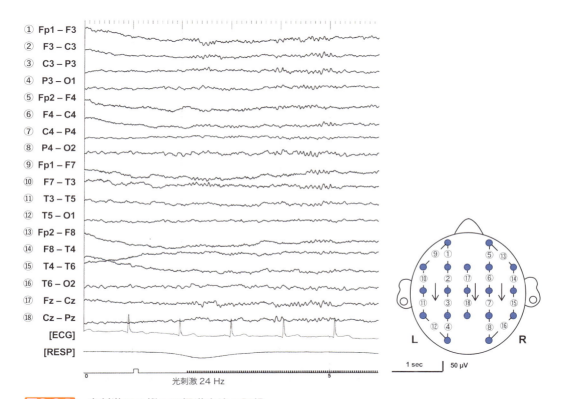

図3-3-D 光刺激での縦の双極導出法の記録
24 Hzの光刺激を示す。不完全ながら光駆動反応が見られる。

　光刺激では電極の装着が不安定か、発汗などの影響でアーチファクトが入っており、判定が困難なところがありました。また光刺激の前に十分な安静、覚醒状態になっておらず、α波の出現がよくありません。
　記録が悪い条件下ではありますが、光刺激が始まると背景活動に変化が見られ、24 Hzで不完全ながら両側後頭部に12 Hzの光駆動を認めます（図3-3-D）。光駆動はありますが、光感受性はないと考えられます。

Ⅴ．総合判定

　総合判定の結果を 表3-3 に示します。この脳波記録では優位律動は両側後頭部から出現する 10 Hz の α 波で、組織化、modulation はある程度良好です（ 図3-3-A ）。最初その分布は少し左に片寄って出現していますが、後に左右ほぼ均等に出現しています。記録中睡眠段階 N2 までの記録が見られます。

表3-3 　脳波所見の記載例

症例：25歳、男性

背景活動	：優位律動は両側後頭部から出現する10 Hzのα波で、組織化、modulationは覚醒度の良いところでは比較的良好です。睡眠段階N2までの記録が見られます。
光刺激	：覚醒度が低い状態で行われていてアーチファクトの混入が多く正確な評価はできませんが、α-blockingを認めます。10、18、20、24　Hzで不完全ながら光駆動反応が見られます。
過呼吸賦活	：α-slowingを認めます。負荷中に後述の突発性異常の出現頻度が増加します。終了後の回復は良好です。
非突発性異常	：覚醒時に左中心部から正中中心部（C3−Cz）領域より5 Hzの徐波活動が見られます。
突発性異常	：覚醒時に稀に4 Hzのspike and wave complexが全般性に1.5秒ほど出現しています。この活動は過呼吸負荷で増加する傾向があります。
判定	：中等度異常の覚醒時および睡眠段階N2までの脳波記録。 優位律動の組織化、modulationは覚醒度の良いところでは比較的良好ですが、記録中に突発性異常を覚醒時に稀に認めます。また非突発性異常も認めます。
コメント	：全般てんかんの診断を示唆する脳波所見です。左頭頂部皮質下白質に見られるFLAIRでの高信号の小さな病変と臨床症状との相関は、はっきりしません。次回からは脳波検査の際に過呼吸負荷は注意して行うようにしてください。
臨床診断	：全般性てんかん

中等度異常脳波（その1）

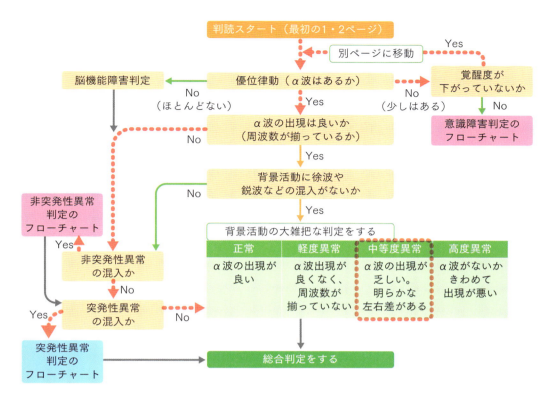

図3-3-E 背景活動の判定
判定の過程を点線矢印で示した。

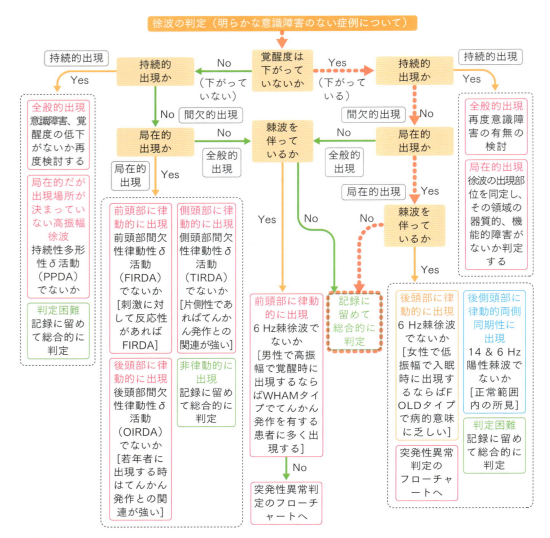

図3-3-F　非突発性異常の判定のフローチャート
スペースの関係で本文中に入れられなかった傾眠時、非突発性異常の判定を点線矢印で示した。

　光刺激で不完全ながら光駆動反応が見られます。過呼吸賦活で α-slowing を認め、賦活により徐波や突発性異常（4 Hz 棘徐波複合と鋭波）の出現が増加します。しかし、負荷後の回復は良好です。この突発性異常は開眼時や覚醒時（α 波が出現している時）にも出現していますが、覚醒度が下がった時には出現頻度は減っています。これは明らかに異常な所見といえ、この所見と臨床所見との間に何らかの関係がある可能性が示唆されます（図3-3-E）。

　以上の所見からこの脳波の所見は中等度異常の覚醒時および睡眠段階 N2 までの脳波記録と判定されました（図3-3-E）。

中等度異常脳波（その1）

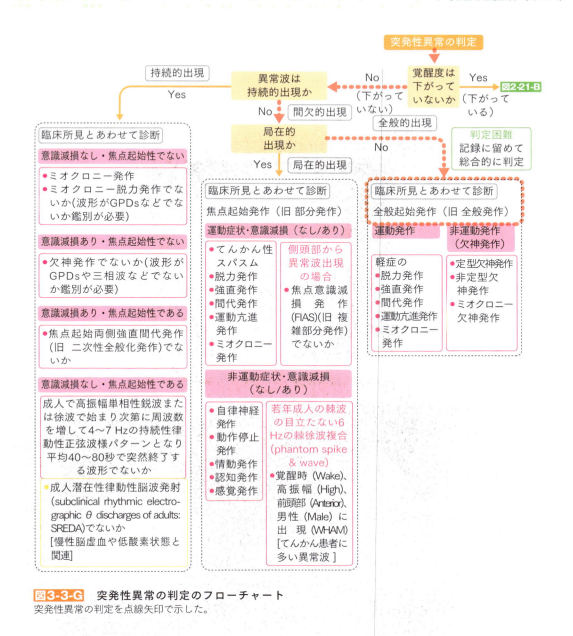

図3-3-G 突発性異常の判定のフローチャート
突発性異常の判定を点線矢印で示した。

VI．臨床との相関

　被検者は25歳の男性で15歳の頃全般性のけいれん発作を起こし、その後バルプロ酸（VPA）で治療が行われて発作が消失したので、3年ほど経過した時点に自己判断で内服を中止しました。しかし24歳の時にけいれんを伴わない失神発作が再発し、バルプロ酸（VPA）が再開されました。その後半年間ほど明らかな発作は起こっていませんが、MRI検査で左頭頂部皮質下白質にT2 FLAIR画像で高信号の小さな病変があったために当科紹介受診となりました（図3-3-H）。
　臨床情報、神経画像所見、脳波所見をあわせて考えますと、脳波上は短時間の欠神発作が

覚醒時に起こっている可能性があります。欠神発作が起こっているということならば、これは全般発作ということになり、脳波所見は臨床症状を裏付けると考えられます。一方MRI画像上の小病変はこれらの所見の原因になっているかどうかはっきりしません。以上の所見をまとめてコメントに記載しておきます。

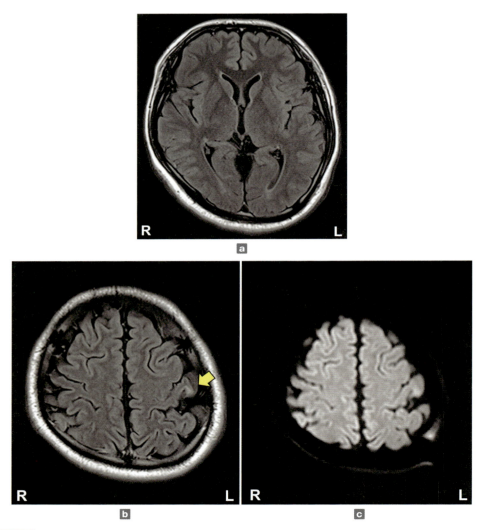

図3-3-H　本症例の頭部MRI画像
a：視床レベルでの水平断FLAIR画像。
b：頭頂部水平断FLAIR画像。左中心部の皮質下小高信号を矢印で示す。
c：(b) の領域のDWI画像。

第3章 応用（実際の脳波の判読）

中等度異常脳波（その2）

61歳、女性の脳波です。

1. 背景活動の判読（図3-4-A）

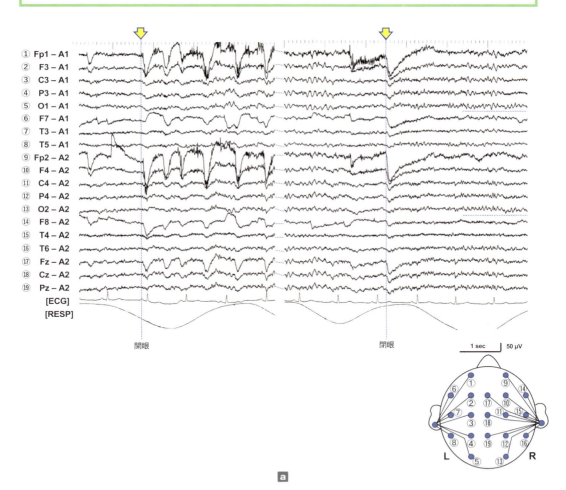

a

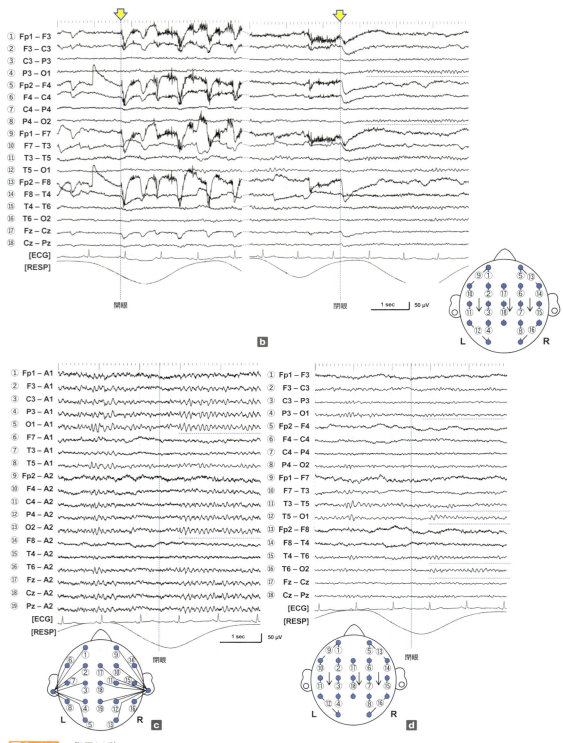

図3-4-A 背景活動
61歳、女性。
a：開閉眼時の基準電極導出法での記録。閉眼後に優位律動が出現している部分を青点線で示す。
b：(a) と同じ領域を縦の双極導出法で見たもの。優位律動が出現している部分を青点線で示す。
c：数回開閉眼した後の基準電極導出法の記録。閉眼と同時に9～10 Hzのα波が出現する。
d：同じ領域の縦の双極導出法の記録。α波の出現しているところを青点線で示す。

中等度異常脳波（その2）

　最初のページの基準電極導出法のモンタージュを見ると、優位律動の出現に左右差があり、組織化、modulation も悪く徐波活動の混入も見られるので、数回開閉眼を行った直後に移動します（図3-4-A-a～d）。ここでは振幅が 75 μV、周波数が 9～10 Hz くらいの活動を両側後頭部に認めます。明らかな左右差はありませんが、組織化、modulation は、やはりあまり良くありません〔図3-4-A-c（⑤⑬）、図3-4-A-d（⑪⑫⑮⑯）〕。

　さらに読み進めていくと、基準電極導出法で左半球前頭部から覚醒時に徐波が出現しているように見えますが、はっきりしません〔図3-4-B-a（③～⑦）〕。それを確認するために縦の双極導出にしますと、左前側頭部（F7）で位相の逆転がある δ 領域の活動が出現していることがわかります（図3-4-B-b）(*)。次に横の双極導出でこの部分を確認すると、左中側頭部（T3）で位相の逆転が見られますから（図3-4-B-c）(*)、この徐波活動は左前側頭部から左中側頭部にかけた領域から出現していることがわかります（図3-4-B-d）。

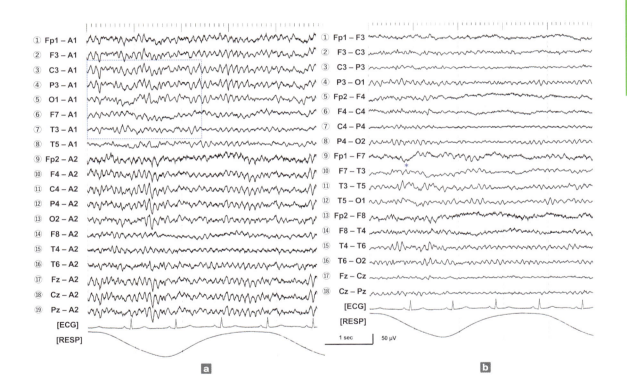

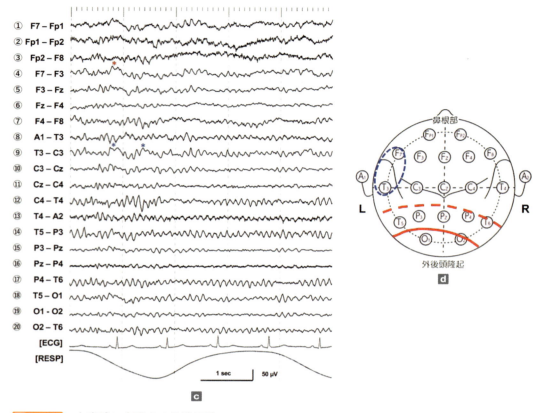

図3-4-B 左半球に出現する徐波活動
a：開閉眼後しばらく経った時に基準電極導出法で見られた左半球に出現する徐波（青点線四角）。
b：(a) と同じ領域を縦の双極導出法で見たもの。左前側頭部（F7）で位相の逆転(*)のあるδ領域の活動がやや律動的に出現している。
c：(a) (b) と同じ領域を横の双極導出法で見たもの。左中側頭部（T3）で位相の逆転を認める(*)。同じ活動は左前側頭部（F7）でも見られる(*)。
d：優位律動の分布（赤点線）とδ領域の活動の出現部位（青点線）を示した。

そこでここまで判読したところで 図2-1 のフローチャートに従って大雑把に判読を行います。優位律動の組織化、modulationがあまり良くなく、覚醒時に左前側頭部から中側頭部にかけた領域から徐波活動が時に出現しているので、中等度異常の脳波と考えて判読を続けていきます（ 図3-4-K ／→P.175「総合判定」参照）。

II. 過呼吸賦活（図3-4-C）

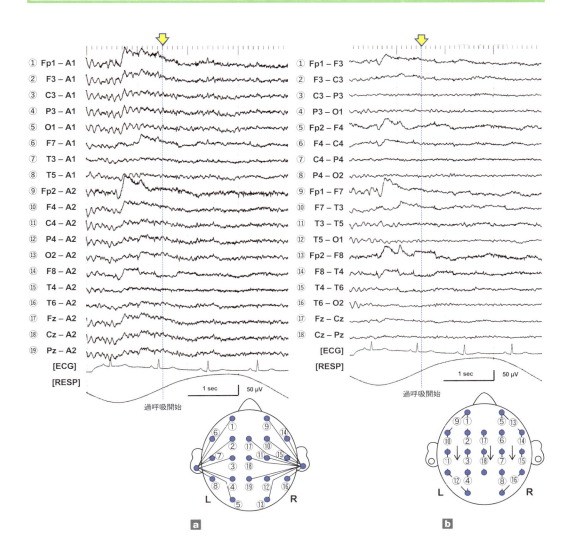

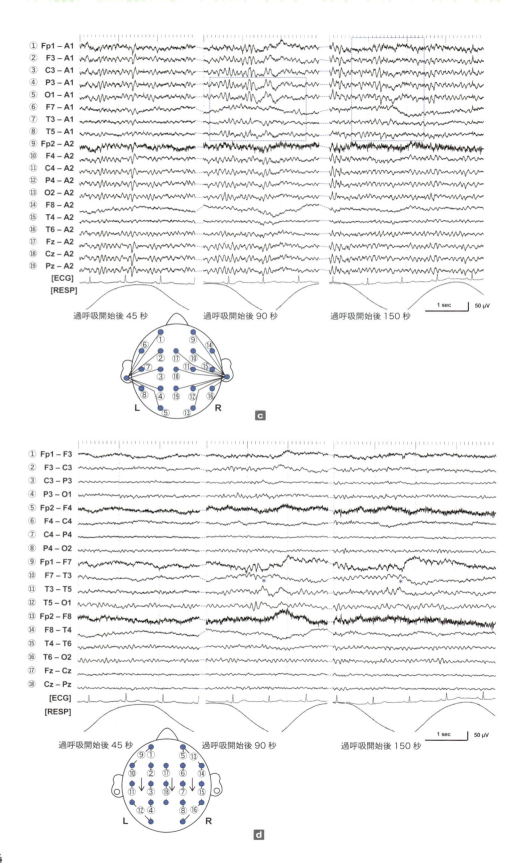

中等度異常脳波（その2）

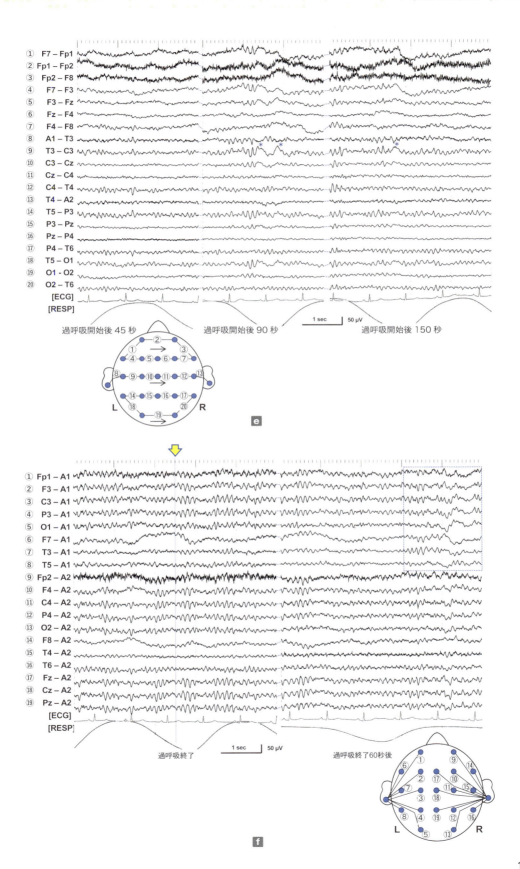

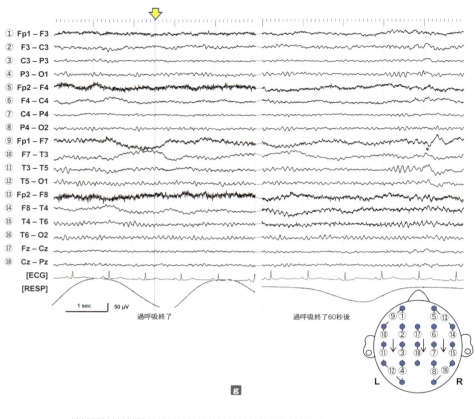

過呼吸終了　　　　　　　　過呼吸終了60秒後

g

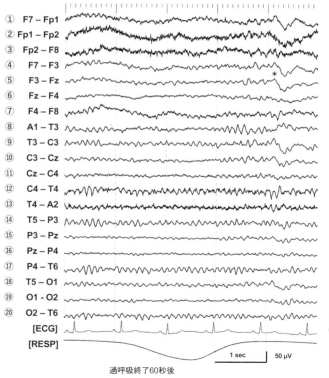

過呼吸終了60秒後

h

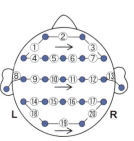

中等度異常脳波（その2）

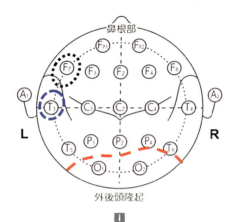

i

図3-4-C　過呼吸賦活の記録
a：基準電極導出法記録。矢印の部分から過呼吸が始まっている。
b：（a）の領域の縦の双極導出法記録。
c：過呼吸開始後45秒（左）、90秒（中央）、150秒（右）後の基準電極導出法での記録。左半球に出現する徐波を青点線四角で示す。
d：（c）の領域の縦の双極導出法記録。左前側頭部（F7）から左中側頭部（T3）の領域で位相の逆転を認める(*)。
e：（c）の領域の横の双極導出法記録。左中側頭部（T3）で位相の逆転を認める(*)。
f：過呼吸終了時（矢印）（左）と終了60秒後（右）の基準電極導出法記録。左半球から出現する徐波活動を青点線四角で示す。
g：（f）と同じ領域の縦の双極導出法での記録。左前側頭部（F7）に位相の逆転を認める徐波(*)が見られる。
h：（f）と同じ領域の横の双極導出法での記録。左前側頭部（F7）に徐波を認める(*)。
i：優位律動の分布（赤点線）と左前側頭部から出現する徐波（青と黒点線）を示す。

　過呼吸は 図3-4-C-a の矢印のところから始まりますので、賦活が始まる直前のα波の周波数と振幅を確認します。周波数は9～10 Hzで振幅は約50～60 μVです。胸部センサーで胸部の動きを確認すると（図3-4-C-a～c [RESP]）、4秒に1度程度行われていた呼吸が3秒に1回くらいになっています。この後過呼吸は大体このペースで続いています。過呼吸開始後45秒、90秒、150秒の記録を示しますが、90秒、150秒の記録では左半球からの徐波が増加していることがわかります（図3-4-C-c）。この部分を縦の双極導出法で見ると左中側頭部（T3）から前側頭部（F7）で位相の逆転を認め（図3-4-C-d）(*)、横の双極導出法では左中側頭部（T3）で位相の逆転を認めますので（図3-4-C-e）(*)、左中側頭部から前側頭部にかけた領域からδ領域の徐波が出現し、過呼吸により増加しているといえます。

　過呼吸は180秒で終了しますが、この時優位律動の周波数は8～9 Hzとやや遅くなっており、振幅は約50～60 μVであまり変わっていません。しかし過呼吸賦活終了後60秒経ったところでは、振幅はあまり変わりませんが周波数は9～10 Hzと回復しています。しかし徐波は相変わらず出現しており、回復はやや遅延しているといえます（図3-4-C-f）。この徐波の分布を縦の双極導出法（図3-4-C-g）、横の双極導出法（図3-4-C-h）で見ると、左前側頭部（F7）、左中側頭部（T3）からδ領域の徐波が出ています（図3-4-C-i）。この徐波の判読をフローチャートに示します（図3-4-L／→P.176「総合判定」参照）。

また、過呼吸終了後しばらくしてから基準電極導出法で左半球に覚醒時に鋭波を認めます（図3-4-D-a）。これを縦の双極導出法で見ると、左前側頭部（F7）から左中側頭部（T3）で位相の逆転が見られ（図3-4-D-b）(*)、横の双極導出法では左前側頭部（F7）に end of chain 現象を認めます（図3-4-D-c）。このことから左前側頭部（F7）から左中側頭部（T3）にかけた領域より鋭波が出現していることがわかります（図3-4-D-c）（図3-4-M／→P.177「総合判定」参照）。

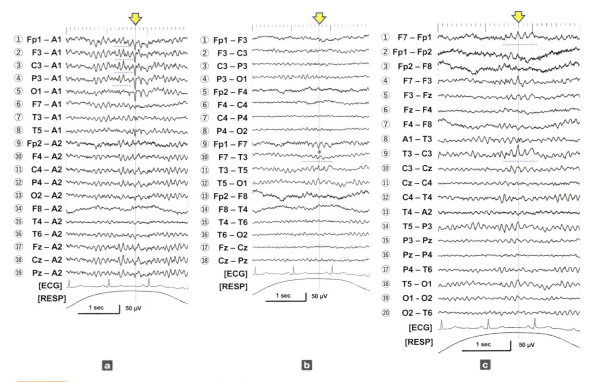

図3-4-D 左半球から出現する鋭波（矢印）
a：基準電極導出法での記録。
b：縦の双極導出法。左前側頭部（F7）から左中側頭部（T3）のチャンネルで位相の逆転を認める（⑩〔*〕）。
c：横の双極導出法記録。左前側頭部（F7）、左中側頭部（T3）に end of chain 現象を認める。

さらにもう少し経過すると、基準電極導出法で右半球に陽性鋭波らしき活動が見られます（図3-4-E-a）。ところがこの活動は縦の双極導出法では見られず（図3-4-E-c）、横の双極導出法では右耳朶電極を含むチャンネルだけに見られることから〔図3-4-E-c（⑬）〕、これは右耳朶電極（A2）のアーチファクトということがわかります。

中等度異常脳波（その2）

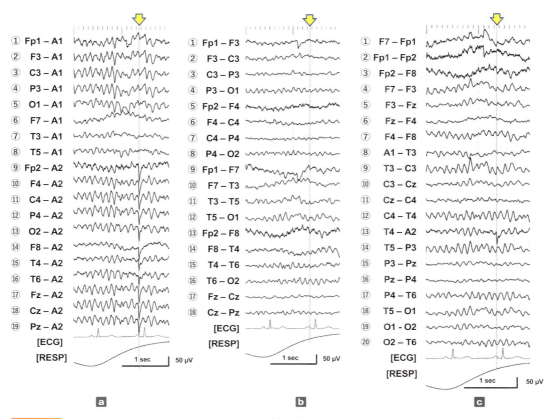

図3-4-E 右耳朶から出現したアーチファクト（矢印）
a：基準電極導出法での記録。右半球に陽性の鋭波を認める。
b：縦の双極導出法記録。（**a**）で見られた鋭波は見られなくなっている。
c：横の双極導出法記録。右耳朶電極（A2）を含むチャンネル（⑬）のみで鋭波を認めることからA2のアーチファクトであることがわかる。

III. 睡眠脳波（図3-4-F〜H）

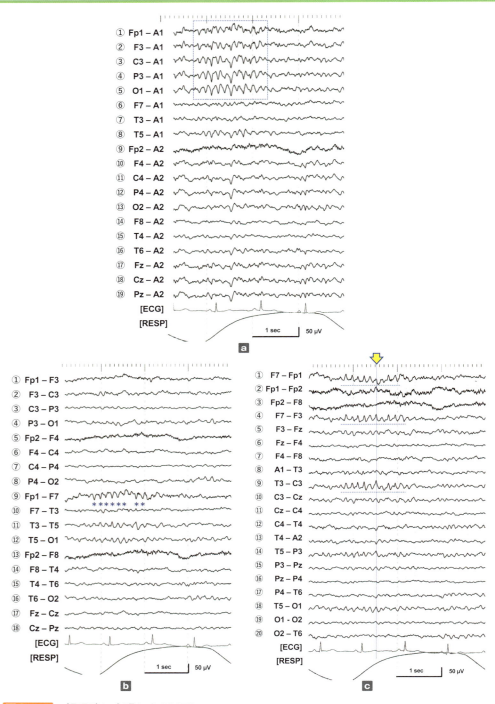

図3-4-F　傾眠時に出現したRMTD
a：基準電極導出法での記録。左半球に出現する鋭波を青点線四角で示す。
b：(a) の領域を縦の双極導出法で見たもの。位相の逆転部分を(*)で示す。
c：(a) の領域を横の双極導出法で見たもの。左前側頭部（F7）、左中側頭部（T3）にend of chain現象を認める。

中等度異常脳波（その2）

　過呼吸終了後、被検者は徐々に傾眠から睡眠状態に移行しました。この時、やや優位律動の出現が悪くなった時期に左半球に陰性成分もある陽性の活動が見られます（図3-4-F-a）。この活動は縦の双極導出法では左前側頭部（F7）から左中側頭部（T3）で位相の逆転を認め〔図3-4-F-b（⑩）〕、横の双極導出法では左前側頭部（F7）や左中側頭部（T3）に end of chain 現象を認めることから〔図3-4-F-c（①④⑨）〕、左前側頭部（F7）から左中側頭部（T3）にかけた領域から出現している律動性中側頭部放電（RMTD）と考えられます〔図3-4-N（赤線）／→P.178「総合判定」参照〕（→P.91「RMTD」の項参照）。さらに経過すると、横の双極導出法で、やや右寄り正中部からVST（図3-4-G-a〜c）が出現しているので、睡眠段階N1の状態になっていると考えられます。

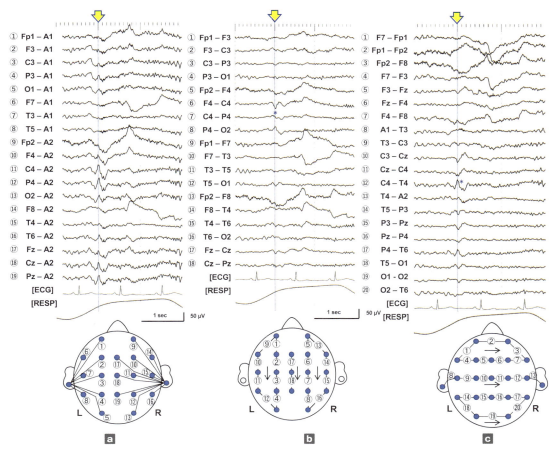

図3-4-G　睡眠時の記録
a：睡眠段階N1の基準導出法での記録。VSTが右中心部（C4）、右頭頂部（P4）から出現している（矢印）。
b：縦の双極導出の記録。VSTは右中心部（C4）から右頭頂部（P4）の領域で位相の逆転を認める（⑦）(*)。
c：横の双極導出の記録。VSTは右中心部（C4）で位相の逆転を認める(*)。

覚醒度が低下している時にも、左半球前側頭部からδ帯域の徐波活動がやや律動的に出現しています（図3-4-H-a）。そこで縦と横の双極導出法で波形を解析すると、左前側頭部（F7）から左中側頭部（T3）にかけた領域から、徐波活動が出現していることがわかります（図3-4-H-b・c）。また同じ領域にサイン波的な活動が出現していますが、これはブリーチリズムの可能性があります（図3-4-H-a〜c）〔図3-4-N（青線）／→P.173「総合判定」参照〕（→P.92「ブリーチリズム」の項参照）。

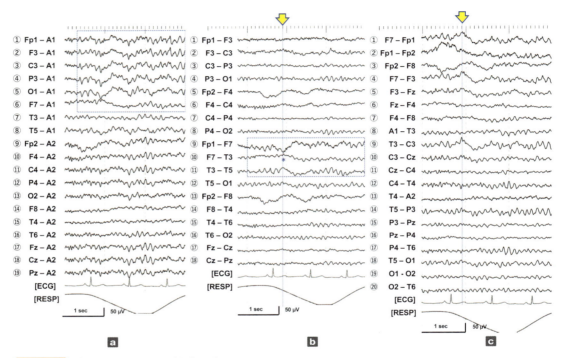

図3-4-H　傾眠時に出現する徐波活動
a：基準電極導出法の記録。左前頭部中心に出現する徐波活動を青点線四角で示す。
b：縦の双極導出法記録。徐波の位相の逆転が左前側頭部（F7）から中側頭部（T3）領域に見られる（⑩）(*)。
c：横の双極導出法記録。左前側頭部（F7）、左中側頭部（T3）に徐波活動を認める。

IV．光刺激（図3-4-I）

　光刺激では十分覚醒度が高くなっていないうちに刺激が始まっており、きちんとした判定ができないところもありますが、光刺激が始まると背景活動に変化が見られ、8 Hz、10 Hzで不十分ながら両側に光駆動が見られます（図3-4-I-a・b）。

中等度異常脳波（その2）

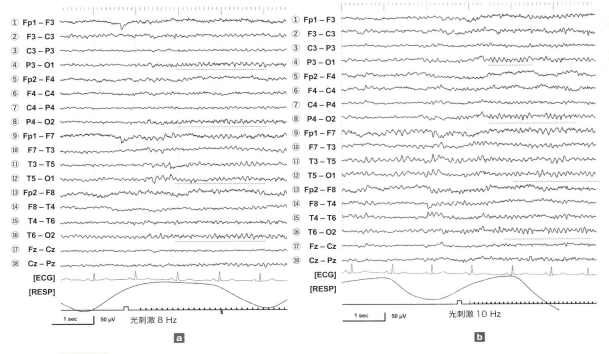

図3-4-I 光刺激での縦の双極導出法の記録
a：8 Hzの光刺激を示す。
b：10 Hzの光刺激を示す。8、10 Hzで不完全ながら両側に光駆動反応が見られる（青点線）。

V．総合判定

　総合判定ですが、判読の途中で見られた優位律動と異常脳波の局在的な分布を図にまとめましたので、これも判定の参考にしてください（**図3-4-J**）。

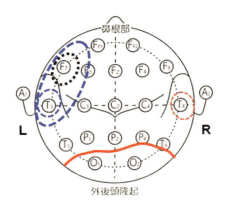

図3-4-J 脳波の電位分布のマッピング
優位律動の分布（赤線）と左中側頭部から出現する鋭波（青点線）、左前側頭部から出現する徐波（黒点線）を示した。

この脳波記録では優位律動は両側後頭部から出現する 9〜10 Hz の α 波で、組織化、modulation はやや不良です。その分布は少し右に片寄って出現していますが、病的というほどではありません。覚醒度が十分に上がると左右ほぼ均等に出現します。覚醒時に左前側頭部から中側頭部にかけた領域からブリーチリズム的な活動を認めます。記録中睡眠段階 N1 までの記録が見られ、傾眠時に RMTD が出現します。

光刺激で α-blocking を認め、不完全ながら 8、10 Hz で両側に光駆動反応が見られます。また過呼吸で α-slowing を認め、負荷が進むとともに後述の非突発性異常や突発性異常の出現頻度が増加します。負荷後の回復はやや遅延しています。これらの異常は覚醒時や覚醒度が下がった時にも出現しています。非突発性異常としては左前側頭部や左中側頭部からやや律動的に δ 活動が出現します。また鋭波が左中側頭部や左前側頭部から稀に出現し、ごく稀に右中側頭部からも出現します。

この方は 61 歳で優位律動にごく軽度の異常が見られ、左中側頭部や左前側頭部の領域に器質的異常を疑わせる所見があります。突発性の異常も出現していますから明らかな異常がありこの脳波の所見は中等度異常の覚醒時および睡眠段階 N1 までの脳波記録と判定されました（ 表3-4 ）。

表3-4 　脳波所見の記載例

症例：61 歳、女性	
背景活動	：優位律動は両側後頭部から出現する 9-10 Hz の α 波で、組織化、modulation はやや不良です。睡眠段階 N1 までの記録が見られ、傾眠時に RMTD が見られます。
光刺激	：覚醒度がやや低い状態で行われていますが、α-blocking を認めます。8、10 Hz で不完全ながら光駆動反応が見られます。
過呼吸賦活	：α-slowing を軽度認めます。負荷中に後述の非突発性異常の出現頻度が増加し、負荷後の回復はやや遅延しています。
非突発性異常	：覚醒時に左中側頭部から前側頭部（T3−F7）領域より δ 帯域の徐波活動が稀に出現します。この活動は過呼吸賦活時に増強します。
突発性異常	：覚醒時に左前頭部からごく稀に、傾眠時に時に鋭波が出現します。過呼吸賦活で増強します。
判定	：中等度異常の覚醒時および睡眠段階 N1 までの脳波記録。 年齢を考慮しても背景の脳活動はやや不良です。覚醒時にも左中側頭部から前側頭部にかけた領域から鋭波や、徐波が出現しており、左側頭部の器質的異常が疑われます。
コメント	：左前頭部の異常は左半球の脱髄性病変に由来するものと考えられますが、脳生検の影響（ブリーチリズム）も一部疑われます。左半球には軽度の易興奮性も見られます。
臨床診断	：tumefactive demyelinating lesions（TDL）、左前頭部生検後

中等度異常脳波（その2）

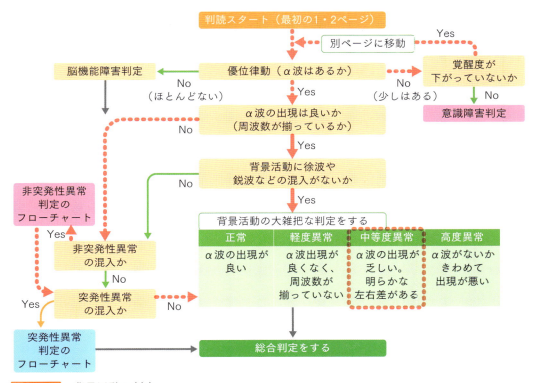

図3-4-K 背景活動の判定
判定の過程を点線矢印で示した。

徐波の判定（明らかな意識障害の無い症例について）

持続的出現

持続的出現か
No（下がっていない）← 覚醒度は下がっていないか → Yes（下がっている）
Yes ↓

全般的出現
意識障害、覚醒度の低下がないか再度検討する

局在的だが出現場所が決まっていない高振幅徐波
持続性多形性δ活動（PPDA）でないか

判定困難
記録に留めて総合的に判定

No ↓
間欠的出現

局在的出現か
No → 棘波を伴っているか
局在的出現
Yes ↓
全般的出現

前頭部に律動的に出現
前頭部間欠性律動性δ活動（FIRDA）でないか
[刺激に対して反応性があればFIRDA]

側頭部に律動的に出現
側頭部間欠性律動性δ活動（TIRDA）でないか
[片側性であればてんかん発作との関連が強い]

後頭部に律動的に出現
後頭部間欠性律動性δ活動（OIRDA）でないか
[若年者に出現する時はてんかん発作との関連が強い]

非律動的に出現
記録に留めて総合的に判定

Yes ↓（棘波を伴っているか）

前頭部に律動的に出現
6 Hz棘徐波でないか
[男性で高振幅で覚醒時に出現するならばWHAMタイプでてんかん発作を有する患者に多く出現する]

No ↓

突発性異常判定のフローチャートへ

No（棘波を伴っているか）↓

記録に留めて総合的に判定

持続的出現

持続的出現か
Yes ↓

全般的出現
再度意識障害の有無の検討

局在的出現
徐波の出現部位を同定し、その領域の器質的、機能的障害がないか判定する

No ↓
間欠的出現

局在的出現か
No → 棘波を伴っているか
全般的出現
Yes ↓
局在的出現

棘波を伴っているか
Yes ↓

後頭部に律動的に出現
6 Hz棘徐波でないか
[女性で低振幅で入眠時に出現するならばFOLDタイプで病的意味に乏しい]

突発性異常判定のフローチャートへ

後側頭部に律動的両側同期性に出現
14 & 6 Hz陽性棘波でないか
[正常範囲内の所見]

判定困難
記録に留めて総合的に判定

図3-4-L 脳波判読のフローチャート（非突発性異常・徐波の判定）

176

中等度異常脳波（その2）

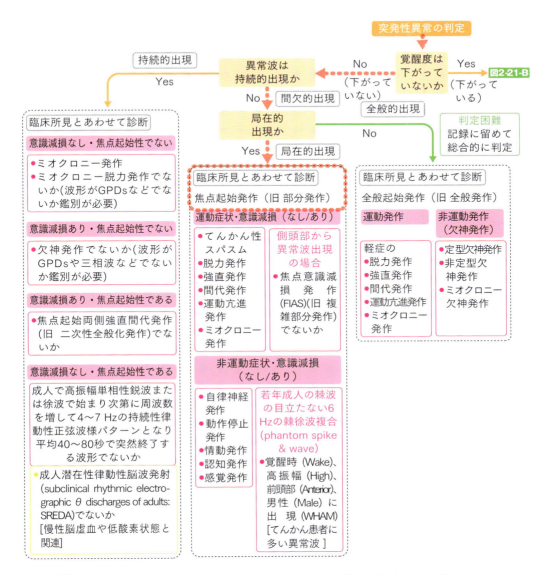

図3-4-M 脳波判読のフローチャート（突発性異常・鋭波、棘徐波複合などの判定）

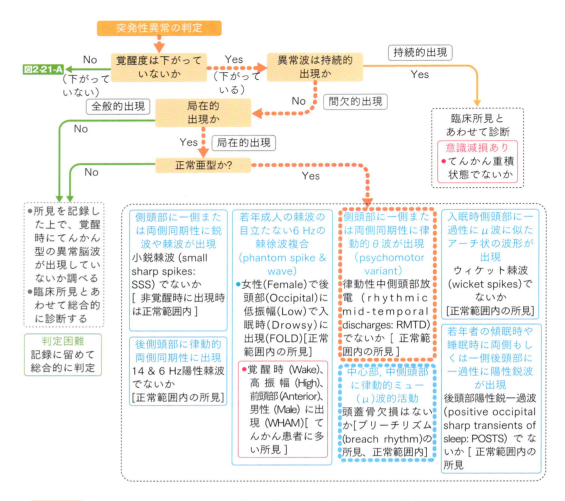

図3-4-N 脳波判読のフローチャート（突発性異常・正常亜型などの判定）

VI. 臨床所見との相関

　被検者は61歳の女性で、物忘れと意識障害のために当院受診されました。受診の1ヶ月前から「あくび」が多くなり、同時に物忘れと頭痛も起こるようになりました。その2週間後の某日、買い物中に突然意識消失発作が起こり、近くの救急病院に搬入され、この時右片麻痺と右同名半盲、運動失語が見られました。この時の頭部MRI検査で左前頭部と側頭部にFLAIR画像で高信号領域と浮腫を認め、脳腫瘍の疑いで脳外科を紹介されました（図3-4-O-a～d）。ここで左前頭部の脳生検が行われ、脱髄の所見が見られたために脳神経内科に紹介されました。ステロイドパルス治療が行われて症状は軽減したので、その後ステロイド経口内服治療が行われ、軽微な運動失語以外症状は見られなくなりました。ステロイドパルス治療が行われてから6ヶ月後の頭部MRI検査では、脱髄病変はかなり縮小しています（図3-4-P-a～c）。脳波記録もこの時のものです。

中等度異常脳波（その2）

　臨床経過、画像所見、病理所見から被検者は重症の多発性硬化症（MS）様脱髄性疾患であるtumefactive demyelinating lesions（TDL）と考えられました[35]。通常MSや視神経脊髄炎スペクトラム障害（NMOSD）では高次脳機能障害やけいれん、意識障害、てんかん発作などの症状が起こることはほとんどありませんが、急性散在性脳脊髄炎（ADEM）やTDLではこれらの症状を認めることもあります。脳波上見られた左前頭部から側頭部の器質的異常を疑わせる所見はこの左半球の脱髄性病変に由来するものと考えられますが、脳生検の影響も一部疑われます。

　以上の所見をまとめてコメントに記載しておきます（表3-4）。

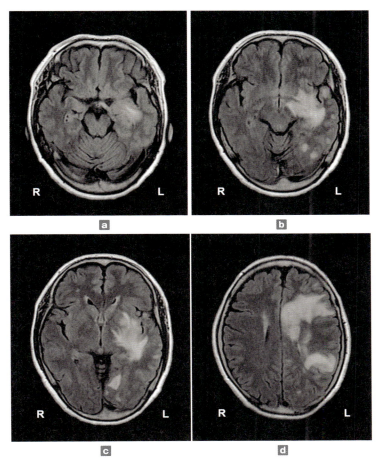

図3-4-O　発症後2週間頃の頭部MRI FLAIR水平断画像
a：橋から中脳レベルでの画像。左側頭部に高信号を認める。
b：中脳レベルでの画像。左側頭部に高信号領域と側頭部から後頭部にかけて点状高信号領域を認める。
c：視床レベルでの画像。左側頭部から視床にかけて広範な高信号領域と左後頭部に点状高信号を認める。
d：左前頭部から頭頂部にかけての領域に軽度の浮腫を伴う広範な高信号領域を認める。

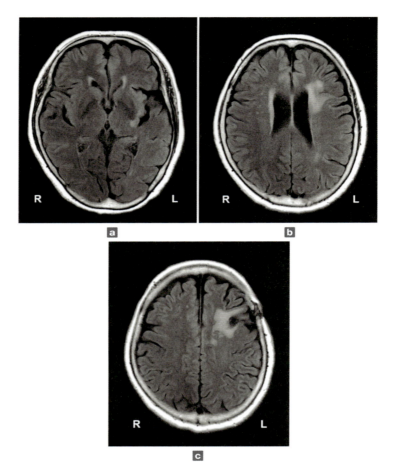

図3-4-P ステロイドパルス治療が行われてから6ヶ月後の頭部MRI FLAIR水平断画像
a：視床レベルでの画像。視床に小高信号領域を認める。
b：放線冠レベルでの画像。左前頭部の病変は縮小している。
c：前頭部から頭頂部にかけての画像。左前頭部に生検痕を認める。

第3章 応用（実際の脳波の判読）

中等度異常脳波（その3）

38歳、女性の脳波です。

I. 背景活動の判読（図3-5-A）

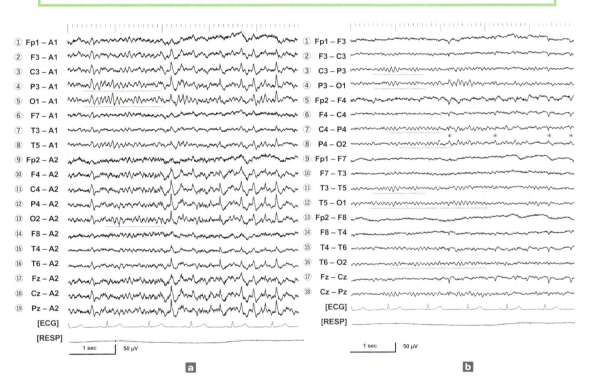

a

b

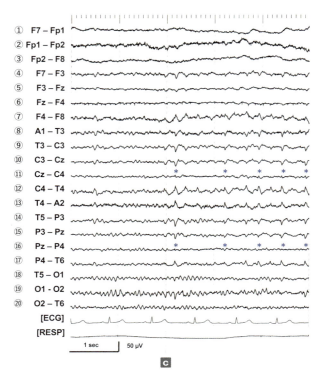

c

図3-5-A 背景活動
38歳、女性。
a：脳波記録開始時の基準電極導出法での記録。優位律動が出現している部分を青点線で示す。記録の右半分には鋭波活動を認める。
b：(a) と同じ領域を縦の双極導出法で見たもの。優位律動が出現している部分を青点線で示す。また鋭波の位相の逆転を認める部分を(*)で示す。
c：(a) と同じ領域を横の双極導出法で見たもの。鋭波の位相の逆転を認める部分を(*)で示す。

　最初のページの基準電極導出法のモンタージュを見て大雑把な評価を行います（図3-5-A-a）。左後頭部〔O1-A1（⑤）〕、頭頂部〔P3-A1（④）〕に振幅が60 μV、周波数が11 Hzくらいの活動を認め、これが優位律動と考えられます。右後頭部〔O2-A2（⑬）〕にも同じような活動が見え、周波数は11 Hzと左と同じですが、振幅は25 μVくらいで低くなっています。ただこれに加えて記録の右側に1～2 Hzの頻度で陰性鋭波が出現しています。そこで電位分布を見るために、縦の双極導出にモンタージュを変えます（図3-5-A-b）。すると優位律動は左半球優位に出現しており、組織化、modulationは比較的良好です。このように覚醒レベルが高い状態で右頭頂部（P4）に位相の逆転を認める鋭波が1～2 Hzの頻度で出現しています。横の双極導出法（図3-5-A-c）では、この鋭波は正中中心部から右正中部〔Cz-C4（⑪）〕、正中頭頂部から右頭頂部〔Pz-P4（⑯）〕で位相の逆転を認めます。鋭波は連続的に出現した後一時休止しますが、その後また出現し、1 Hz程度だった周期が2 Hz程度となり、振幅が増強します（図3-5-A-a・b）。

中等度異常脳波（その3）

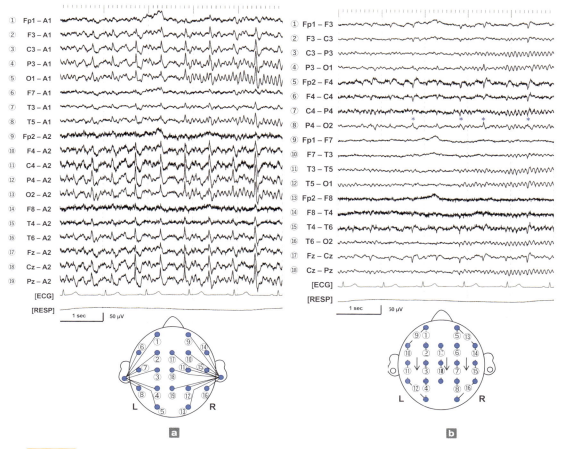

図3-5-B 鋭波出現頻度増大時の記録
a：覚醒時の基準電極導出法での記録。最初はその周期が不規則で1Hz程度だが、次第に2Hz程度となり振幅が増強する。
b：(a) と同じ領域を縦の双極導出法で見たもの。鋭波の位相の逆転を認める部分を(*)で示す。優位律動が出現しているのに鋭波が出現している。

　また、基準電極導出法では耳朶の活性化はなく、鋭波の最大はP4であるといえます、このような突発性異常が覚醒度の高い時に出現していることは問題です。ここで開閉眼を行っています（図3-5-C-a･b）。開眼によりα波はブロックされていますが、突発性異常の鋭波は抑制されず持続的に出現しています。一般的にこのような発作波が出た時には、技師や付き添っている医師が呼びかけや名前を尋ねるなど、意識減損がないかどうか確かめるスキルをもっていることが重要です。従命しているので、意識減損がないことがわかります。

　ここまで判読した段階で、優位律動の分布と鋭波の出現域をマッピングしたものを示します（図3-5-C-c）。さらにこの段階で図2-1のフローチャートに従って大雑把に脳波所見を判定します。優位律動の分布はやや左寄りで、左半球の組織化、modulationは覚醒度の高いところでは比較的良くなっています。意識減損はありません（図3-5-K／→P.198「総合判定」参照）。背景活動の判定は正常となりますが、頻繁に覚醒時に突発性異常の鋭波が出現しているので、これまでのところこの脳波は中等度異常の所見と考えて判読を続けていきます。

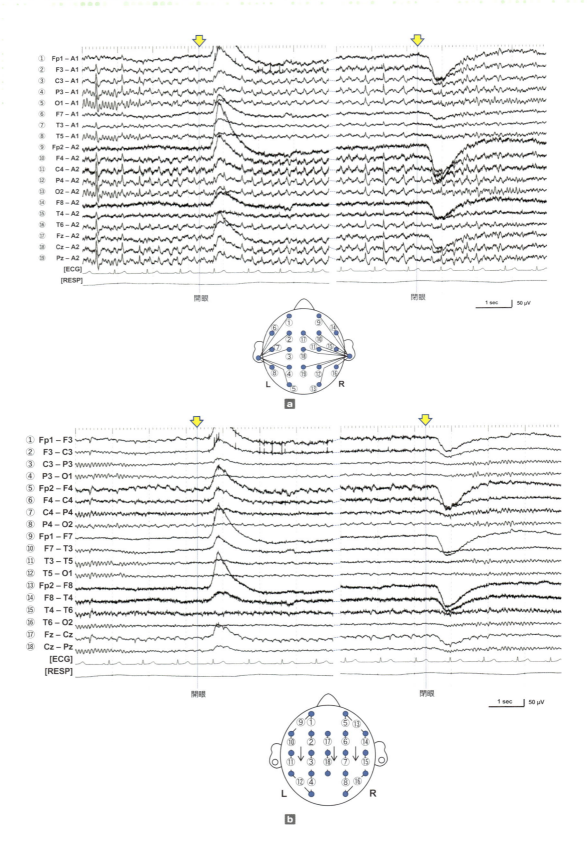

中等度異常脳波（その3）

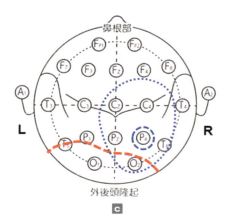

図3-5-C 開閉眼の記録
a：開閉眼時の基準電極導出法での記録。開眼（左、矢印）と同時にα波は消失し、閉眼（右、矢印）と同時にα波が出現しているが、鋭波は開閉眼に関係なく出現している。
b：（**a**）と同じ領域を縦の双極導出法で見たもの。
c：優位律動の分布（赤点線）と鋭波の出現部分（青点線）をマッピングしたもの。

II. 過呼吸賦活 （図3-5-D）

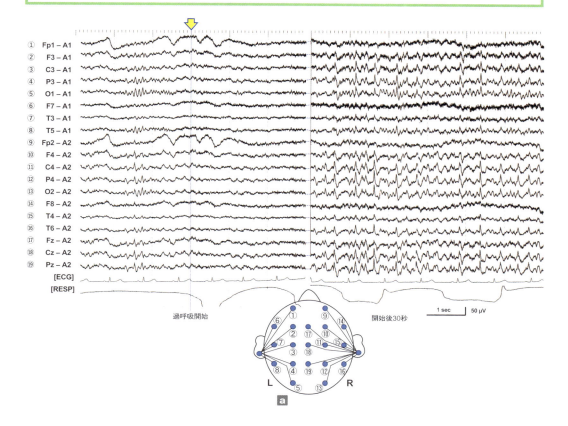

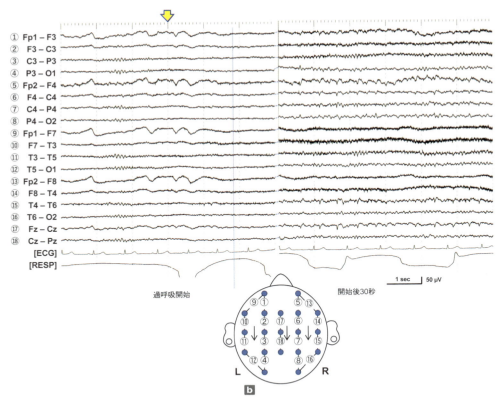

過呼吸開始　　　　　　　開始後30秒

b

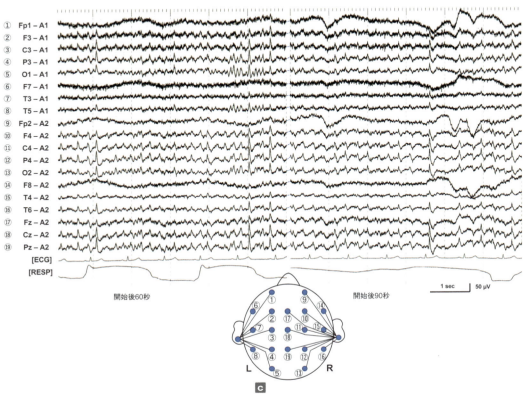

開始後60秒　　　　　　　開始後90秒

c

中等度異常脳波（その3）

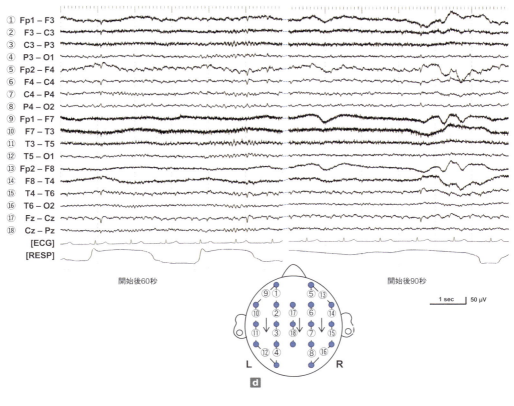

開始後60秒　　　　　　開始後90秒

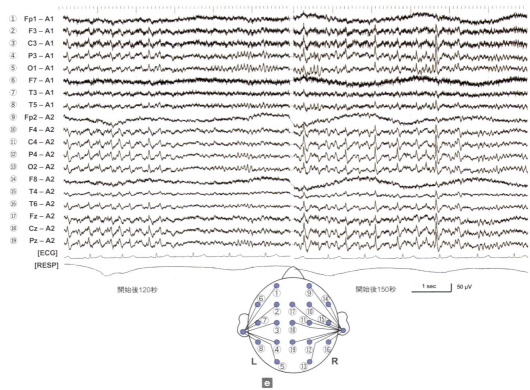

開始後120秒　　　　　　開始後150秒

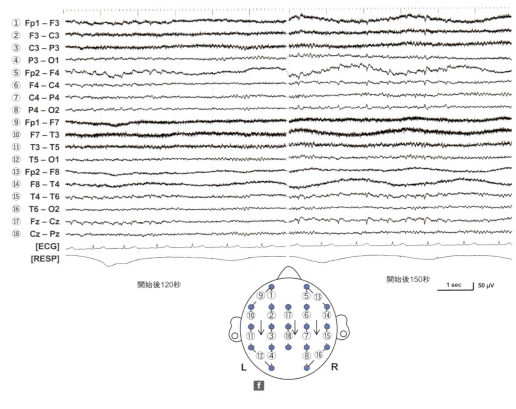

開始後120秒　　開始後150秒

f

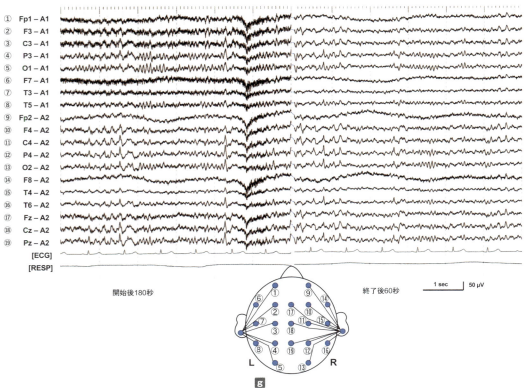

開始後180秒　　終了後60秒

g

中等度異常脳波（その3）

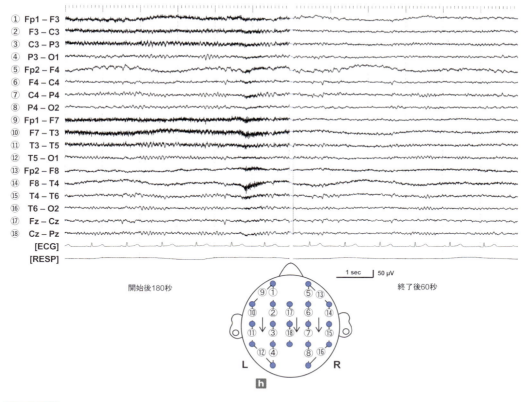

図3-5-D　過呼吸賦活の記録

a：基準電極導出法記録。（左）過呼吸開始時（矢印）の記録。（右）開始後30秒の記録。
b：（a）と同じ領域を縦の双極導出法で記録したもの。
c：基準電極導出法記録。（左）開始後60秒の記録。（右）開始後90秒の記録。
d：（c）と同じ領域を縦の双極導出法で記録したもの。
e：基準電極導出法記録。（左）開始後120秒の記録。（右）開始後150秒の記録。律動的鋭波の出現頻度と振幅が増強している。
f：（e）と同じ領域を縦の双極導出法で記録したもの。
g：過呼吸終了時の基準電極導出法記録。（左）過呼吸終了時の記録。（右）負荷終了後60秒の記録。
h：（g）と同じ領域を縦の双極導出法で記録したもの。

過呼吸は 図3-5-D-a の矢印のところから始まりますので、まず始まる直前のα波の周波数と振幅を確認します。周波数は 11 Hz で、振幅は基準電極導出法で確認すると約 50 μV です。胸部に装着しているセンサーで胸部の動きを確認すると（ 図3-5-D-a･b [RESP]）、最初は大体 3 秒に 1 度程度呼吸が行われています。

　この後、過呼吸は 90 秒くらいまではきちんと行われていますが、それ以降呼吸はやはり 3 秒に 1 度の割合で行われているものの、浅くなっています（ 図3-5-D-e･f ）。開始して 30 秒くらいから前述の鋭波が持続的に出現しており、開始 60 秒から 90 秒のあたりでは、鋭波の出現頻度が増加し、4 Hz くらいで出現しています。過呼吸開始後 120 秒くらいでいったんこの活動は停止しますが、その後また出現しています（ 図3-5-D-e･f ）。過呼吸終了直前には優位律動は周波数が 10〜11 Hz と負荷前に比べてわずかに周波数が遅くなり、振幅は高くなっています。一方徐波活動を伴う鋭波も見られます（ 図3-5-D-g･h ）。過呼吸終了後、優位律動の周波数は 11 Hz で、周波数と振幅は回復しています。突発性異常の出現は減少するも持続していますので、優位律動の過呼吸終了後の回復は遅延していると考えられます。本例では発作波が増強しており、焦点てんかんから全般化する可能性があるので、慣れた技師ならば過呼吸開始後 120 秒くらいで過呼吸を中止することを考慮する必要があります。ここまでに見られた突発性異常をフローチャートに従って分類します（ 図3-5-L ／→P.199「総合判定」参照）。

中等度異常脳波（その3）

III．睡眠脳波（図3-5-E～G）

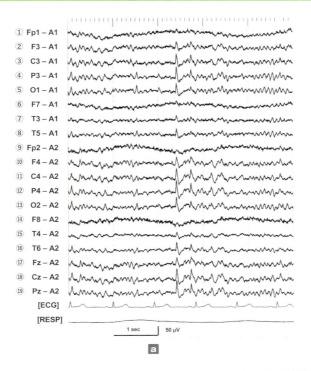

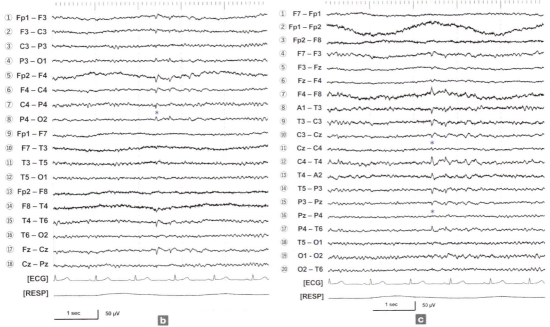

図3-5-E　傾眠時に出現した鋭波の記録
a：基準電極導出法記録。
b：（a）と同じ領域を縦の双極導出で記録したもの。P4で位相の逆転が見られる（*）。
c：（a）と同じ領域を横の双極導出で記録したもの。Cz-C4（⑪）、Pz-P4（⑯）で位相の逆転が見られる（*）。

被検者がやや傾眠状態になって優位律動の出現が少し悪くなったところで鋭波が比較的右頭頂部周辺に最大電位で出現しています（図3-5-E-a）。この活動を縦の双極導出法で見ると、右頭頂部（P4）に位相の逆転を認めます〔図3-5-E-b（⑦⑧）〕。同じ活動を横の双極導出法で見ると、正中中心部（Cz）から右中心部（C4）、正中頭頂部（Pz）から右頭頂部（P4）の領域に位相の逆転を認めることから〔図3-5-E-c（⑪⑯）〕、この鋭波は右頭頂部周辺から出現していることがわかります。ここまでに見られた突発性異常をフローチャートに従って判定します（図3-5-M（赤矢印）／→P.200「総合判定」参照）。

しばらく経過すると被検者は傾眠状態から睡眠状態に入り、VSTやK複合が出現し（図3-5-F）、睡眠段階N2の状態になっていると考えられます。覚醒時や過呼吸賦活で見られた突発性異常は睡眠状態ではほとんど出現していません。

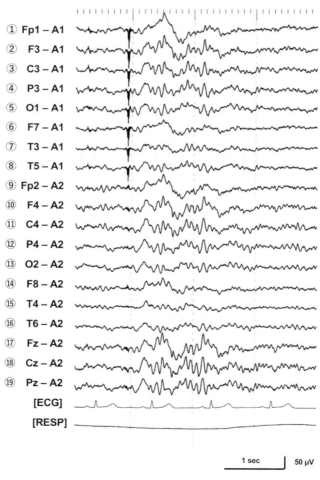

図3-5-F 睡眠段階N2に出現したK複合の記録
基準電極導出法での記録。

中等度異常脳波（その3）

　また傾眠時に音刺激を行うと（ 図3-5-G ）、一瞬K複合が出現し、その後覚醒状態になりますが、この時には突発性異常は出現していません（ 図3-5-G-a～c ）。しかしその後、時間が経過すると突発性異常が出現しています（ 図3-5-H-a～c ）。ここまでに新たに認めた突発性異常を再度フローチャートに従って判定します（ 図3-5-M ）（青矢印）／→P.200「総合判定」参照）。

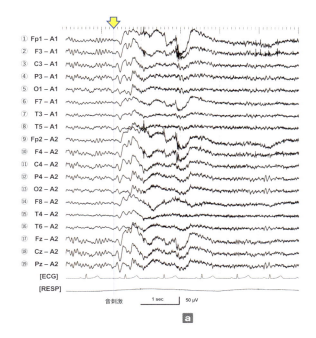

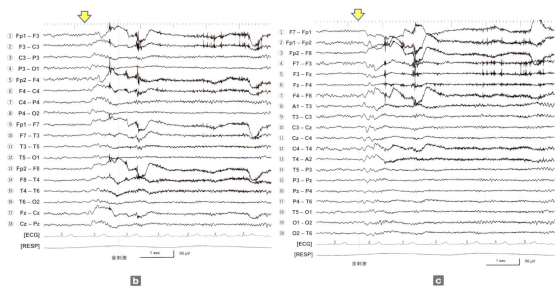

図3-5-G　音刺激（矢印）とともに出現したK複合の記録
a：基準電極導出法。
b：縦の双極導出法。
c：横の双極導出法。

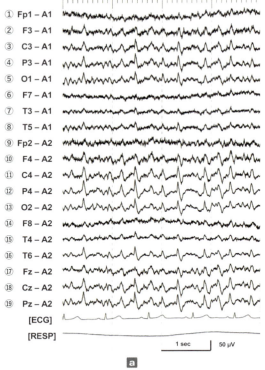
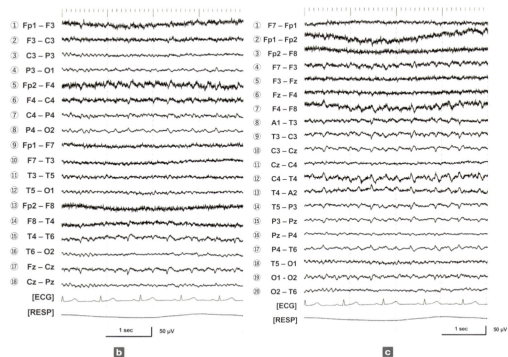

図3-5-H 傾眠時に律動的に出現した鋭波の記録
a：基準電極導出法。
b：縦の双極導出法。
c：横の双極導出法。

中等度異常脳波（その3）

IV．光刺激　（図3-5-I）

　光刺激では十分覚醒度が高い状態では行われていないので、判定が困難なところがあります（図3-5-I-a）。しかし2 Hzの光刺激で不十分ながらα-blockingが起こっています。10 Hz、18 Hz、24 Hzで不完全ながら両側後頭部に、光駆動を認めます（図3-5-I-b・c）。光刺激により突発性異常も非突発性異常も誘発されていません。

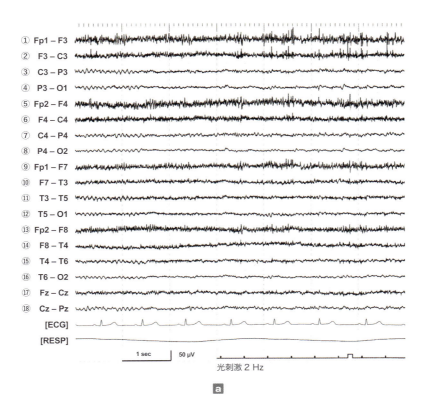

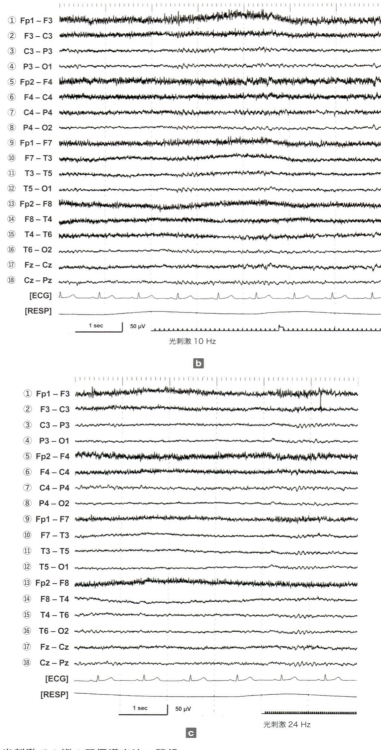

図3-5-l 光刺激での縦の双極導出法の記録
a：2 Hz
b：10 Hz
c：24 Hz の光刺激を示す。10、24 Hz で不完全ながら光駆動反応が見られる。

V. 総合判定

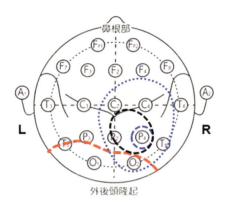

図3-5-J　発作波の分布のマッピング
優位律動（赤点線）と鋭波がやや律動的に出現した時の鋭波の出現部分（青点線）と、高振幅鋭波が出現した部分（黒点線）を図示したもの。

　総合判定の結果を 表3-5 に示しました。優位律動は両側後頭部から出現する 12 Hz の α 波で、組織化、modulation はある程度良好です。記録中睡眠段階 N2 までの記録が見られます。覚醒度が高い時に、記録開始直後から鋭波が右半球優位（右頭頂部）に連続的に出現後休止します。最初はその周期が不規則で 1 Hz 程度ですが、次第に 2 Hz 程度となり振幅が増強します。光刺激で α-blocking を認め、不完全ながら光駆動反応が見られます。過呼吸賦活で α- slowing を認め、賦活により律動的鋭波の出現が増加し、負荷後の回復もやや遅延しています。記録中に睡眠段階 N2 までの記録を認めますが、この突発性異常は開眼時や覚醒時にも出現し、覚醒度が下がった時には出現しなくなります。

　この方は 38 歳の女性で、優位律動は 12 Hz で組織化、modulation は比較的良好です。覚醒時に頻繁に右頭頂部から鋭波が律動的に出現し、停止するという seizure pattern が反復して出現します。この活動は過呼吸賦活により増強し、睡眠中には出現しておらず、明らかに異常な所見といえ、臨床所見との間に相関があると考えられます。また発作のパターンとしては、全般てんかんというよりも焦点性の頭頂葉てんかんの可能性が考えられます。

　以上の所見から、この脳波は高度異常に近い所見とも考えられますが、背景活動が正常ですので、高度異常に近い中等度異常の覚醒時および睡眠段階 N2 までの脳波記録と判定しました。

表3-5 脳波所見の記載例

症例：38歳、女性

背景活動　　：優位律動は両側後頭部から出現する12 Hzのα波で、組織化、modulationは覚醒度の高いところでは比較的良好です。睡眠段階N2までの記録が見られます。

光刺激　　　：覚醒度が十分に高い状態で行われておらず正確な評価はできませんが、α-blockingを認めます。10、18、24 Hzで不完全ながら光駆動反応が見られます。

過呼吸賦活　：α-slowingを認めます。賦活中に後述の突発性異常の出現頻度が増加します。賦活後の回復はやや遅延しています。

非突発性異常：突発性異常の増悪時にそれと同じ領域から徐波活動が出現します。

突発性異常　：記録開始直後から鋭波が右半球（右頭頂部）優位に連続的に出現後休止します。最初はその周期が不規則で 1 Hz 程度ですが、次第に 2 Hz 程度となり振幅が増強します。その後もこの seizure pattern が反復して出現します。覚醒度が高い時にも出現し、睡眠時には出現しません。Electrographic seizure pattern と考えられます。

判定　　　　：中等度異常の覚醒時および睡眠段階N2までの脳波記録
　　　　　　　優位律動の組織化、modulationは覚醒度の良いところでは比較的良好ですが、記録中に突発性異常が覚醒時に反復して出現します。この異常は睡眠中にはあまり出現しません。

コメント　　：脳波の記録中にelectrographic seizureが捕捉されています。右の頭頂葉てんかんが示唆されます。臨床的に意識消失発作、けいれん発作が起こっていない状態で、脳波上このような所見が捕まるのは珍しいといえます。今後VPAは減量、中止してレベチラセタム（LEV）に変更し、LEVの血中濃度をモニターしながら臨床所見を観察して徐々に増量するか、それで効果がなければカルバマゼピン（CBZ）やラコサミド（LCM）に変更するなど薬剤の調整が必要です。

臨床診断　　：Subclinical electrographic seizure

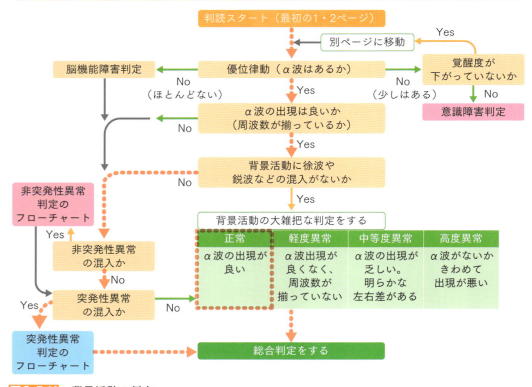

図3-5-K　背景活動の判定
判定の過程を点線矢印で示した。

中等度異常脳波（その3）

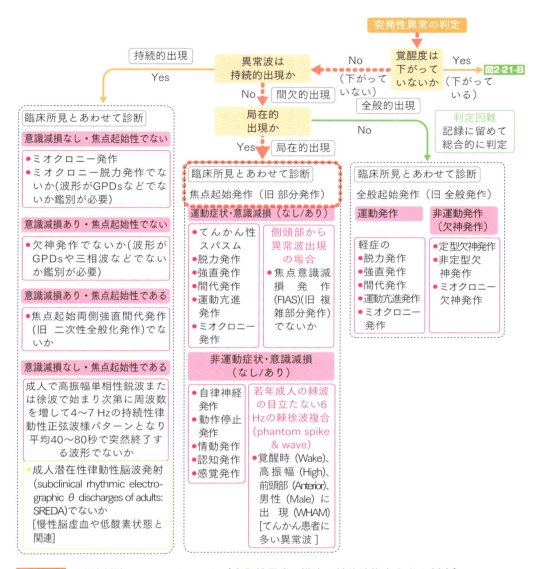

図3-5-L　脳波判読のフローチャート（突発性異常・鋭波、棘徐波複合などの判定）

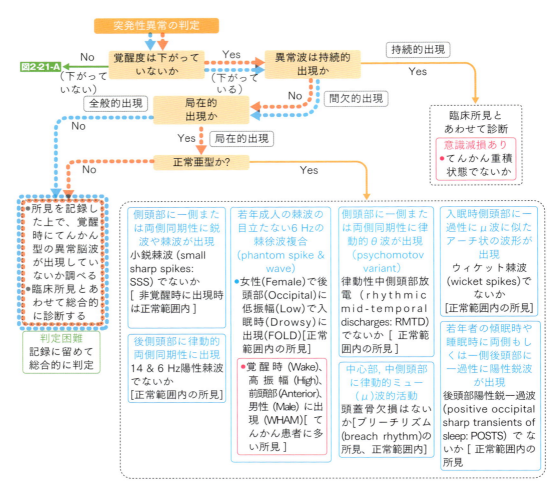

図3-5-M 脳波判読のフローチャート（突発性異常・正常亜型などの判定）

中等度異常脳波（その3）

VI. 臨床との相関

　被検者は 38 歳の女性で、幼小児期の頃の情報はよくわかりませんが、手足をガクガクと動かすような発作はなかったようです。思春期頃から、「一瞬意識が飛ぶ、友人が見ていると、一瞬だけ一点を見つめて動作が固定する」という発作が起こるようになり、他院で FIAS と診断されバルプロ酸（VPA）による内服治療が行われましたが、発作頻度は減ったものの発作自体は消失せず、当科を紹介受診されました。いつから投与されたかははっきりしませんが、女性で妊娠可能な年齢の方の焦点てんかんに対して VPA で治療するのは禁忌です[36]。

　脳波記録は当科初診時のものです。これまでに頭部 MRI 検査は一度しか行われておらず、画像を得ることができませんでしたが、大きな異常はなかったとのことです。

　臨床情報、神経画像所見、脳波所見をあわせて考えますと、記録中覚醒時に鋭波が右半球優位に連続的、やや律動的に出現し、休止する状態を繰り返しており、electrographic seizure と考えられます[37]。脳波記録時に意識障害が無くても脳波上突発性異常を認めることがあるので、注意しなければなりません。今後 VPA は減量、中止してレベチラセタム（LEV）に変更し、LEV の血中濃度をモニターしながら臨床所見を観察して徐々に増量するか、それで効果がなければカルバマゼピン（CBZ）やラコサミド（LCM）に変更するように指示しました[36]。

第 *3* 章

応用（実際の脳波の判読）／動画付

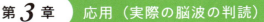

第3章 応用（実際の脳波の判読）

中等度異常脳波（その4）

75歳女性の脳波です。

I. 背景活動の判読（図3-6-A）

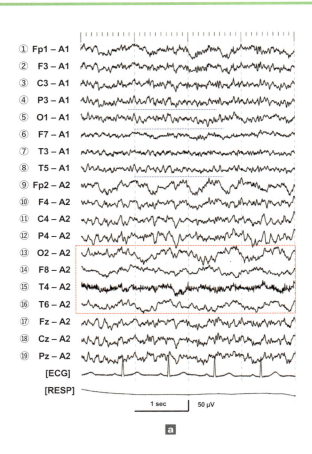

a

中等度異常脳波（その4）

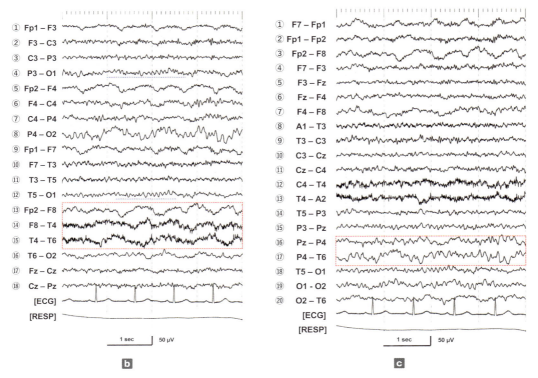

図3-6-A 75歳女性の背景活動

a：脳波記録開始時の基準電極導出法での記録。優位律動と考えられる部分を青点線で示す。右半球から持続的にδ帯域の徐波活動が出現している部分を赤点線四角で示す。T4に筋電図の混入を認める。
b：(a) と同じ領域を縦の双極導出法で見たもの。優位律動が出現している部分を青点線で示す。また右側頭部から前頭部にかけて出現する徐波活動を赤点線四角で示す。F8 – T4（⑭）が等電位で、この領域に最大の電位があり、end of chain 現象でO2の電位がP4よりやや高いことがわかる。
c：(a) と同じ領域を横の双極導出法で見たもの。右頭頂部から出現する徐波活動を赤点線四角で示す。end of chain 現象でT6の電位がP4よりやや高いことがわかる。

　基準電極導出法のモンタージュを見て大雑把な評価を行います（**図3-6-A-a**）。左後頭部〔O1（⑤）〕、頭頂部〔P3（④）〕に振幅が30〜40 μV、周波数が11 Hzくらいの活動を認めますが（青点線）、これが優位律動かどうかははっきりしません。一方右後頭部〔O2（⑬）〕からの優位律動の出現ははっきりしません。唯一10 Hzくらいの活動を認めますが〔O2（⑬）〕、判定は縦の双極導出のモンタージュを見てからにします。むしろ右半球から持続的に1〜2 Hzのδ帯域の活動が出現しているように見えます（赤点線四角）。

　そこで電位分布を推定するために縦の双極導出のモンタージュに変えてみます（**図3-6-A-b**）。左半球のP3-O1（④）（青点線）やT5-O1（⑫）（青点線）で10 Hzの活動を認めますが、組織化、modulationもよくありません。右半球では徐波に重なって8 Hzくらいの活動が見られますが〔P4-O2（⑧）〕、周波数も遅く、優位律動かどうかははっきりしません。また、このモンタージュでも右前側頭部（F8）から右中側頭部（T4）のあたりで位相の逆転が見られる1-2 Hzのδ帯域の活動が持続的に出現しています（赤点線四角）。念のために横の双極導出で見ますと（**図3-6-A-c**）、右頭頂部（P4）で位相の逆転のあるδ帯域の活動が持続的に出現していることがわかります（赤点線四角）。

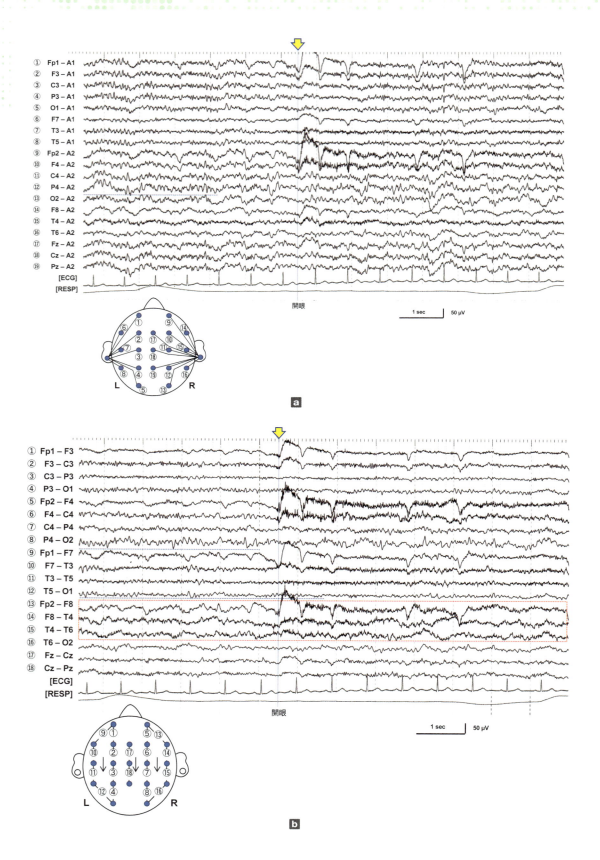

中等度異常脳波（その4）

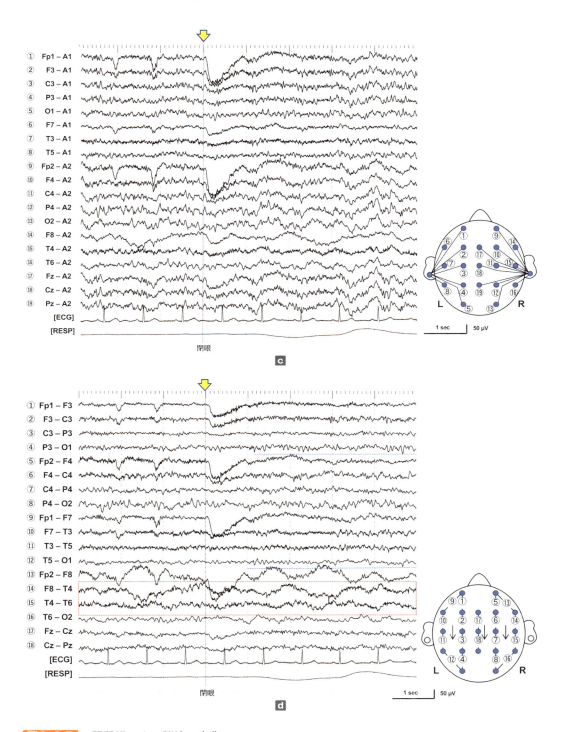

図3-6-B　開閉眼による脳波の変化

a：開眼時の基準電極導出法での記録。
b：（a）と同じ領域を縦の双極導出法で見たもの。左後頭部に見られた優位律動は開眼後ブロックされている（青点線）。一方右側頭部から出現する徐波活動は開眼しても出現している（赤点線四角）。
c：閉眼時の基準電極導出法での記録。
d：（c）と同じ領域を縦の双極導出法で見たもの。閉眼時に左後頭部から優位律動が出現している（青点線）。右側頭部から出現する徐波活動は閉眼しても出現している（赤点線四角）。

ここで開閉眼を行います（図3-6-B）。開眼により左後頭部のα波は抑制されますが、不十分で完全に消失していません。徐波は開眼時眼球運動が混入していて、判定は難しいですが、開眼後にも徐波が出現しています（図3-6-B-b、赤点線四角）。また右頭頂部領域から鋭波的な活動が見えますが、波形はサイン波的です（図3-6-B-a・b、青点線）。開閉眼の記録でベル現象が記録されており（図3-6-B-a〜d）、被検者はきちんと指示に従っていると考えられますので、優位律動は左半球からだけ出ていて、その反応性はやや悪いと考えられます。開閉眼後もそのままでしばらく脳波を観察しますと、同じように左優位に優位律動を認め、持続的に右頭頂部領域から徐波が出現しています（図3-6-B-a〜c）。

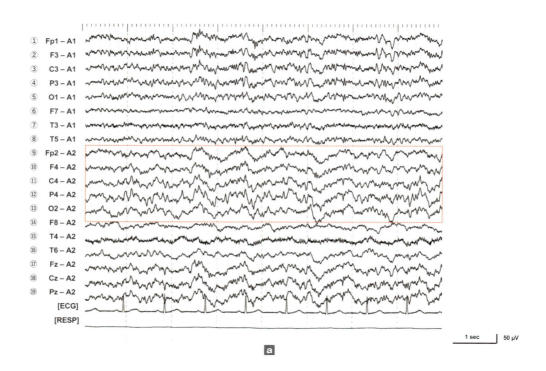

中等度異常脳波（その4）

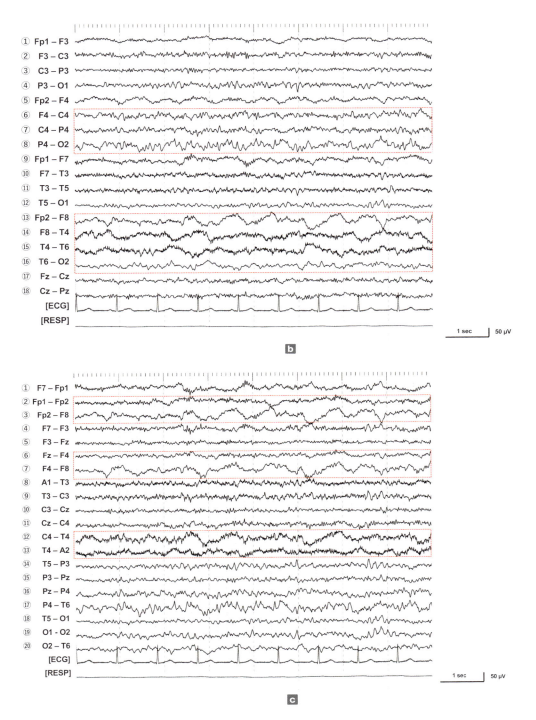

図3-6-C　やや覚醒度が下がった時の記録

a：基準電極導出法での記録。右半球に持続的に徐波活動を認める（赤点線四角）。
b：(a) と同じ領域を縦の双極導出法で見たもの。右中心部から頭頂部にかけた領域や、右前側頭部や前頭部の領域から持続的に徐波が出現している（赤点線四角）。
c：(a) と同じ領域を横の双極導出法で見たもの。右中側頭部、右前頭部、右前側頭部まで広がる多形性のδ活動を赤点線四角で示した。

ここまで判読した段階で、優位律動の分布と鋭波の出現域をマッピングしたものを示します（図3-6-D）。右の優位律動は消失しており、左の優位律動も反応性と出現頻度は低く、組織化、modulation も良くありません。持続的に徐波は右前側頭部から中側頭部、後側頭部から頭頂部にかけて広く出現しており、開閉眼に関係なく出現していることから、持続性多形性δ活動（PPDA）と考えられます（→P.69、P.79「PPDA」の項参照）。以上の所見を踏まえて 図2-1 のフローチャートに従って大雑把に脳波所見を判定すると、中等度異常から高度異常の所見と考えられます（図3-6-H、図3-6-I、図3-6-J（赤点線）／→P.216「総合判定」参照）。

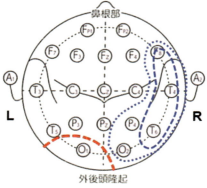

図3-6-D 電場電位の分布を図にまとめたもの
優位律動の分布を赤点線で示し、PPDAの出現領域を青点線で示した。PPDAの分布はかなり広いことがわかる。

II. 過呼吸賦活 （図3-6-E）

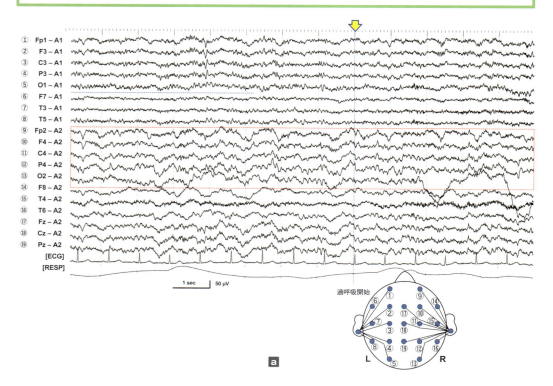

a

中等度異常脳波（その4）

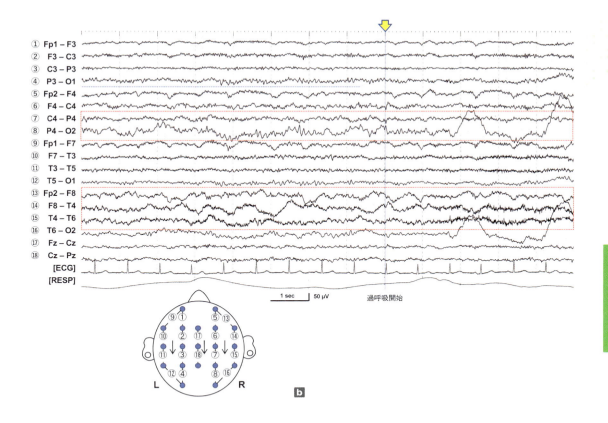

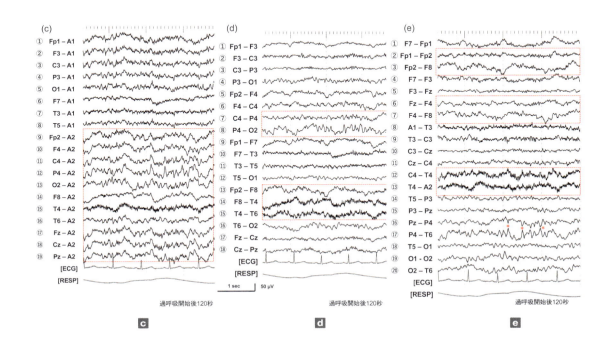

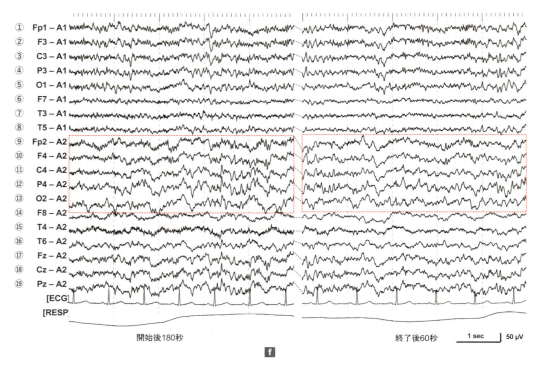

開始後180秒   終了後60秒   1 sec   50 μV

f

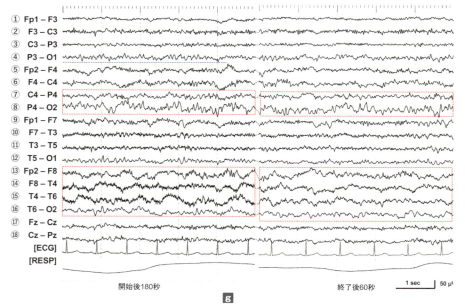

開始後180秒   終了後60秒   1 sec   50 μV

g

中等度異常脳波（その4）

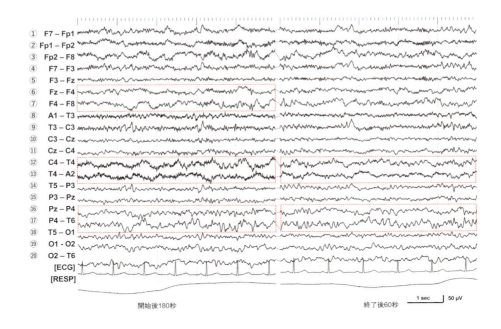

h

図3-6-E 過呼吸賦活の記録
α波が出現している部分を青点線、右半球に持続的に出現する徐波活動を赤点線四角で示した。
a：基準電極導出法での記録。O2電極（⑬）が不安定である。
b：(a)と同じ領域を縦の双極導出法で見たもの。O2電極が不安定であることがわかる（⑧⑯）。
c：開始後120秒の記録を基準電極導出法で示したもの。
d：(c)と同じ領域を縦の双極導出法で見たもの。
e：(c)と同じ領域を横の双極導出法で見たもの。P4で位相逆転のある活動がある(*)。
f：過呼吸終了時の基準電極導出法記録（左）と終了後60秒経過時の記録（右）。
g：(f)と同じ領域を縦の双極導出法で記録したもの。
h：(f)と同じ領域を横の双極導出法で記録したもの。右中側頭部、右前頭部、右前側頭部まで広がる多形性のδ活動を赤点線四角で示した。

過呼吸は図（図3-6-E-a・b）の矢印の所から始まりますので、賦活が始まる直前のα波の周波数と振幅を確認します。周波数は10～11 Hzで、振幅は基準電極導出法で確認すると約30～40 μVです。過呼吸が始まった後に胸部に装着しているセンサーで胸部の動きを確認すると（図3-6-E-a・b [RESP]）、賦活前は6秒に1度くらいの呼吸が大体3～4秒に1度程度に早くなっていることがわかります。次に過呼吸開始後120秒の記録を見ますと（図3-6-E-c・d [RESP]）、ここでも被検者は指示に対してきちんと従っていることから覚醒度は高い状態であると考えられます。この段階でα波は周波数が9～10 Hzとやや遅くなっており、PPDAは持続的に出現しています（図3-6-E-c・d、赤点線）。また先ほど記載した鋭波のようにも見える活動が増加しています（図3-6-E-e）。そこでその活動をよく見ますと、左右対称で立ち上がりと立ち下がりの傾きに差がなく、徐波を伴っておらず、隣接するチャンネルに波及していないことがわかり、いわゆる典型的な鋭波、棘波とは異なることがわかります〔図3-6-E-e (*)〕。

過呼吸開始後180秒経過するとα波は9～10 Hzくらいに遅くなり、振幅は約50 μV程度

に増加しています（ 図3-6-E-g 、左図、青点線）。そこから過呼吸終了後60秒経過した記録を見ると、ほぼ開始前の状態に近くなっていますが、まだ周波数は10 Hzくらいで遅く、徐波も持続的に出現しているので、過呼吸賦活後の回復は良いとはいえません（ 図3-6-E-f〜h 、右図）。

なお、この記録では開閉眼も過呼吸賦活もきちんと行われているので、こちらからの指示もきちんと理解されており、覚醒度は高いと考えられます。

III. 睡眠脳波（ 図3-6-F ）

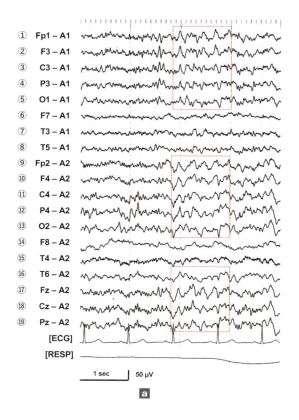

中等度異常脳波（その4）

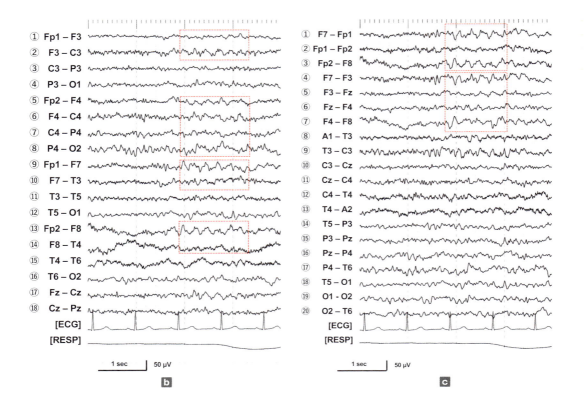

図3-6-F 前頭部に見られた徐波活動
両側前頭部に認める徐波活動を赤点線四角で示す。
a：基準電極導出法での記録。
b：（a）と同じ領域を縦の双極導出法で見たもの。
c：（a）と同じ領域を横の双極導出法で見たもの。

　過呼吸賦活後、被検者がやや傾眠状態になって優位律動の出現が悪くなっていますが、明らかな睡眠段階には入っていません。しかしやや覚醒度が下がった経過中に前頭部から徐波が出現しています（**図3-6-F-a～c**、赤点四角）（**図3-6-J**（青点線）／→P.218「総合判定」参照）。なお、覚醒度が下がっても PPDA が持続して出現していることに注意してください〔**図3-6-F-b**（⑬⑭⑮）〕。

Ⅳ．光刺激（図3-6-G）

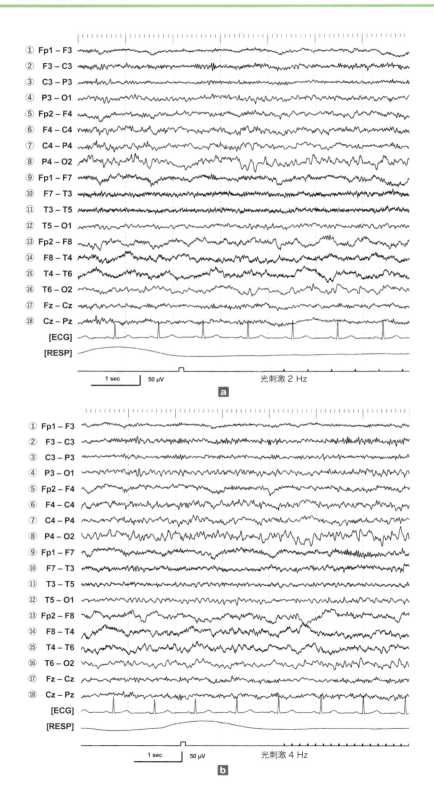

中等度異常脳波（その4）

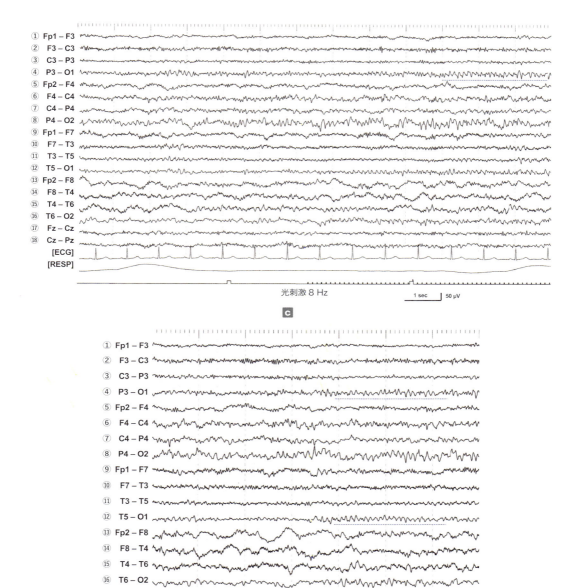

図3-6-G 光刺激での縦の双極導出法の記録
a：2 Hz
b：4 Hz
c：8 Hz
d：10 Hzの光刺激を示す。8、10 Hzで不完全ながら光駆動反応が見られる（青点線）。

光刺激では、最初やや覚醒度が低いようですが、光刺激が続く間に覚醒度は上がっています。本来ならば、光刺激を行う前に開閉眼、音刺激などを十分に行い、覚醒度を上げておかなければなりません。

2 Hz の光刺激ではほとんど変化が見られませんが（図3-6-G-a）、4 Hz の刺激の直前では覚醒度が高くなっています。しかし 4 Hz でも脳波に大きな変化は起こっていません（図3-6-G-b）。8 Hz の刺激では左の後頭部で不十分ながら driving が起こっています（図3-6-G-c、青点線）。10 Hz の光刺激でも左後頭部から不十分ながら driving が起こっています（図3-6-G-d、青点線）。右の後頭部でも不十分な driving が起こっているように見えますが、この周波数は 8 Hz ですから、driving とはいえません。

なお、光刺激の間も継続して PPDA が出現していることに注意してください〔図3-6-G-d（⑬⑭⑮）〕。光刺激により突発性異常も非突発性異常も誘発されていません。

Ⅴ．総合判定

総合判定の結果を表3-6 に示しました。マッピングの結果も参考にします（図3-6-D ／→P.208）。この方は 75 歳の女性で優位律動は左後頭部から出現する 10 Hz の α 波で、組織化、modulation は良くありません。右半球からの優位律動の出現はなく、明らかな睡眠段階の記録は見られません。

ただ音刺激、痛み刺激が行われておらず、PPDA の反応性に関しては正確な判定はできません。このような症例では音刺激を繰り返して行い、また痛み刺激をきちんと行ってどこまで背景活動が改善するかを確認する必要があります。しかし、開閉眼、過呼吸などの指示にはきちんと従っていますから、基本的に覚醒度は高い状態と判断されます。

非突発性異常としては右側頭部から持続的に多形性の δ 活動が出現しており、開閉眼や光刺激などに関係なく出現していますから、PPDA と考えられます。PPDA は出現している領域の皮質に近い白質に、何らかの病変があることを意味する病的意義の高い活動です。また PPDA の出現している領域、特に右頭頂部に一見鋭波のような活動が見えますが、波形が左右対称でサイン波的で、突発性異常の条件は満たしていませんので、ここでは異常所見とはとらないことにします。

以上の所見から、この脳波所見は背景律動は出現しているものの、異常がある上に、器質的異常を疑わせる非突発性異常が持続的に出現しているので、高度異常に近い中等度異常の所見と判断しました。

中等度異常脳波（その4）

表3-6 脳波所見の記載例

症例	：75歳、女性
背景活動	：優位律動は左後頭部から出現する10 Hzのα波で、組織化, modulationは良くありません。明らかな睡眠段階の記録はありません。右頭頂部からブリーチリズムが出現している可能性があります。
光刺激	：光刺激で左半球の反応が見られます。8、10 Hzで左半球に不十分ながらdrivingを認めます。
過呼吸賦活	：α-slowingを認めます。負荷中でも持続的に後述の非突発性異常(PPDA)が出現しています。徐波化の回復は遅延しています。
非突発性異常	：持続的に右側頭後頭部にかけて持続性多形性δ活動 (PPDA) の出現を認めます。
突発性異常	：明らかなものは認めません。
判定	：中等度～高度異常の覚醒時脳波 右中側頭部から頭頂部にかけての器質的異常と、右半球の機能低下が疑われます。
コメント	：右頭頂部から脳梁、側頭部に浸潤性の腫瘍病変を認めます。右半球の優位律動の消失には、放射線治療による影響も考えられます。定期的に脳波検査を行い、増悪の所見が見られたり、臨床的にてんかん発作を疑わせる所見が見られるようならば、抗けいれん剤の使用も考えるようにしてください。次回脳波検査を行う場合は音刺激、痛み刺激を行うようにしてください。
臨床診断	：右頭頂部から右側頭部、脳梁に広がる悪性神経膠芽腫

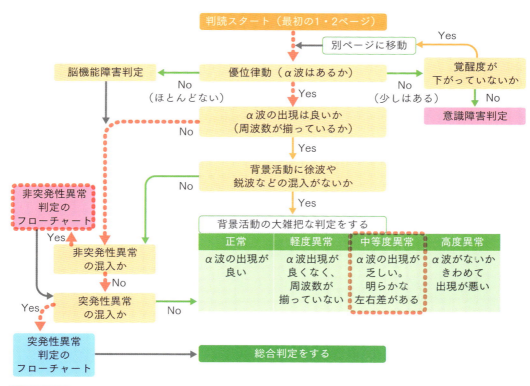

図3-6-H 背景活動の判定
判定の過程を点線矢印で示した。

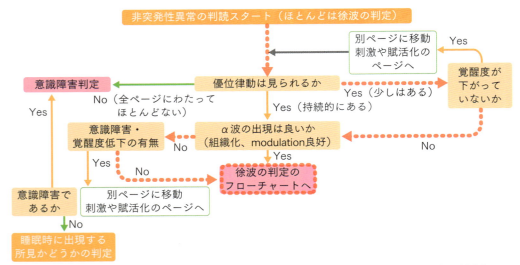

図3-6-I 脳波判読のフローチャート（非突発性異常・覚醒度の判定、脳機能障害の判定）

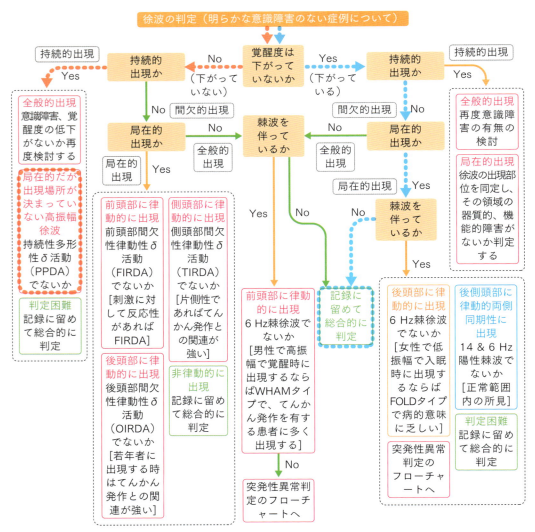

図3-6-J 脳波判読のフローチャート（非突発性異常・徐波などの判定）

中等度異常脳波（その4）

VI. 臨床との相関

　この方は当院受診の1年前にふらつきを主訴として他院を受診し、頭部MRI検査で右頭頂葉に一部充実成分を伴う嚢胞性腫瘍病変を認め、開頭腫瘍摘出術が施行され、病理検査で悪性神経膠芽腫と診断されました。その後放射線治療後に化学療法〔ベバシズマブ（bevacizumab: BEV）とテモゾロミド（temozolomide: TMZ）〕が行われましたが、経過観察で行ったMRI検査で右側頭部まで病変の拡大が見られたために精査加療目的に当院入院となりました。脳波はこの時に記録されたものです。これまで明らかなけいれん発作や、FIASを疑わせる意識の減損などはなかったそうですが、最近軽い認知症が見られるようになりました。過去頭部に放射線治療が行われているため、右半球の優位律動の消失は、放射線治療による影響も考えられます（→P.43「α波が出現しにくい状況」の項参照）。なお、PPDAが出現している右頭頂部付近から鋭波的な活動が出現していますが、この病歴から考えると、ブリーチリズムの可能性が考えられます（→P.92「ブリーチリズム」の項参照）。

　頭部MRI FLAIR画像では右側頭部、脳梁、右後頭・頭頂部の白質中心に高信号を認め、右後頭頭頂部には嚢胞構造を認めます。左側頭部にも軽度な病変があります。T1ガドリニウム造影画像では、集積は右寄りの脳梁、右頭頂部に強く見られ、浸潤性も刺激性も強い悪性の腫瘍と考えられます（図3-6-K）。現時点で明らかな全身性のけいれん発作は起こっていませんが、全般化の危険性はありますから、定期的なMRI検査だけでなく脳波検査も行い、増悪の所見が見られたり、臨床的に全般性のけいれん発作だけでなくFIASなどを疑わせる所見が見られるようになったら、抗けいれん剤の使用を考えることが望ましいでしょう。

　以上の所見をまとめてコメントに記載しておきます（表3-6）。

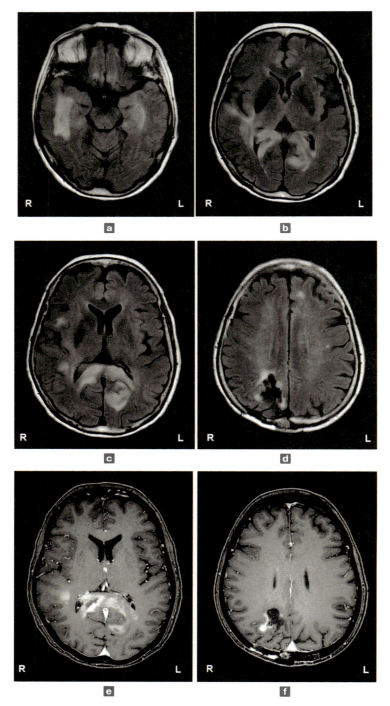

図3-6-K 頭部MRI画像

a、b：FLAIR水平断画像。（**a**）中脳レベル。右側頭部と左海馬周辺に高信号域を認める。（**b**）下部視床レベル。両側後頭部内側、右側頭部内側に高信号域を認める。

c、d：FLAIR水平断画像。（**c**）視床レベル。右側頭部内側、脳梁、左後頭部内側に高信号域を認める。（**d**）右後頭頭頂部にリング状に高信号領域を伴う囊胞性病変を認める。

e、f：Gd造影T1強調画像。（**e**）右頭頂部内側、右にやや強い脳梁、左後頭部内側に高信号を認める。（**f**）右後頭頭頂部囊胞性病変周辺に高信号を認める。

第3章 応用（実際の脳波の判読）

高度異常脳波（その1）

　高度異常の脳波とは優位律動が見られず、脳機能に重篤な障害を認める脳波になります。2種類の例を提示します。

　68歳男性の脳波です。

I．背景活動の判読（図3-7-A）

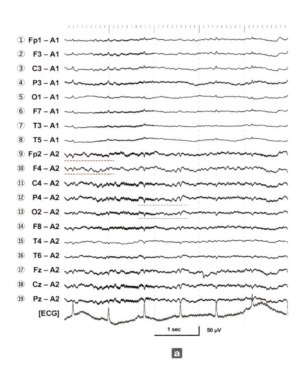

a

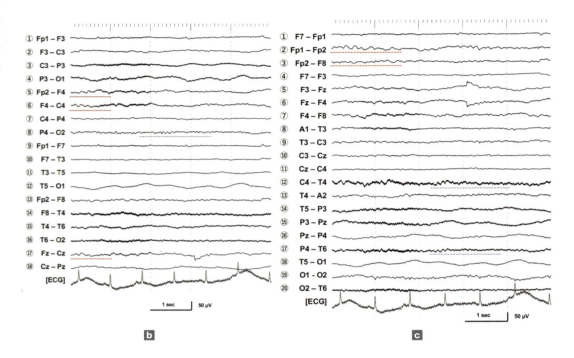

図3-7-A 背景活動
68歳、男性。
a：記録開始時の基準電極導出法での記録。右半球から出現する優位律動と考えられる部分を青点線で示す。右半球から出現する徐波活動を赤点線で示す。
b：(a)と同じ領域を縦の双極導出法で見たもの。
c：(a)と同じ領域を横の双極導出法で見たもの。

　基準電極導出法のモンタージュを見て大雑把な評価を行います（図3-7-A-a）。両半球に心電図の混入がありますが、右半球に比べて左半球の活動が乏しくなっています。右半球中心に短時間 8～10 Hz の活動が中心部〔C4（⑪）〕、頭頂部〔P4（⑫）〕、正中中心部〔Cz（⑱）〕、正中頭頂部〔Pz（⑲）〕に見られますが、これが優位律動かどうかはまだ判断できません。電位分布を見るために縦の双極導出法のモンタージュを見ると（図3-7-A-b）、右後頭頭頂部〔P4-O2（⑧）〕に 8～10 Hz の活動がわずかに見られますが、左半球にはほとんど活動が見られません。横の双極導出法を見ますと（図3-7-A-c）、右側頭部から中心部にかけて 9～10 Hz の活動を認めますが、反応性の有無がわかりませんので、これが優位律動かどうかはまだわかりません。

　記録中に開閉眼が行われていませんが、これは被検者が指示に従えない状態になっているためかもしれません。このような異常所見を認めた時には、被検者の覚醒度を上げて反応を見る必要があります。

II. 音刺激（図3-7-B）

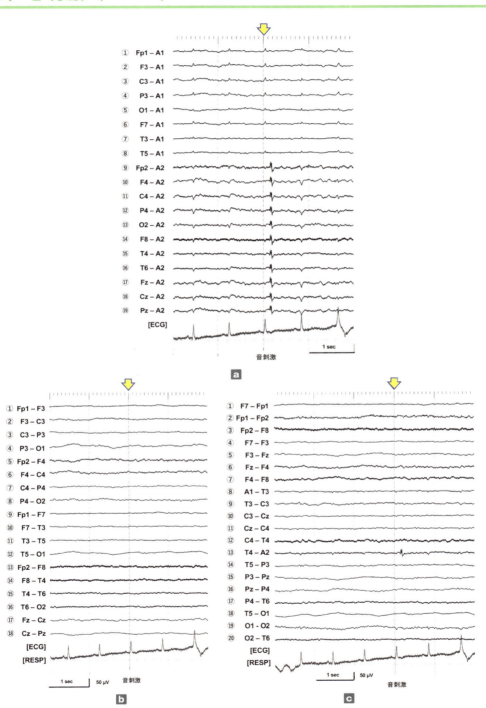

図3-7-B 音刺激の記録
a：基準電極導出法での記録。矢印の所で音刺激が行われている。
b：(a) と同じ領域を縦の双極導出法で見たもの。
c：(a) と同じ領域を横の双極導出法で見たもの。

まず音刺激を行います。基準電極導出法のモンタージュでは音刺激が行われる前後で背景活動に変化は見られません（図3-7-B-a）。後の「痛み刺激」もそうですが、反応が見られない場合は数回音刺激を繰り返す必要があります。音刺激や痛み刺激に対する反応は活動が大きく見える基準電極導出法の方がよくわかりますが、双極導出でも確認してみることが望ましいです。縦の双極導出でも（図3-7-B-b）、横の双極導出でも（図3-7-B-c）、背景の活動に変化は見られません。先ほど指摘した右後頭部や右中心部に見られる活動にも変化は見られません。音刺激は数回繰り返されていますが、やはり反応は見られませんでした。

III. 痛み刺激（図3-7-C）

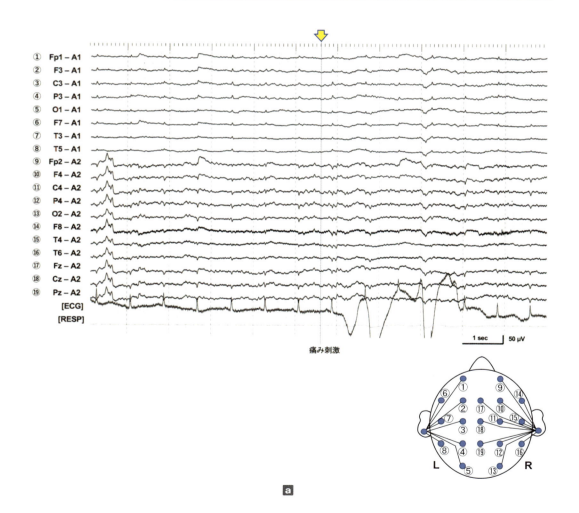

a

高度異常脳波（その1）

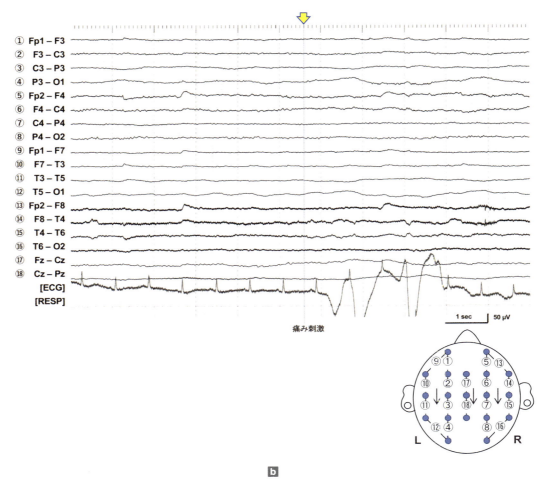

b

図3-7-C　痛み刺激の脳波記録
a：基準電極導出法での記録。矢印の所で痛み刺激が与えられている。
b：（a）と同じ領域を縦の双極導出法で見たもの。

　次に痛み刺激を行います。痛み刺激は矢印のところで行われており、痛み刺激の後、心電図にアーチファクトが混入しており、痛み刺激で被検者の四肢に何らかの動きが起こったと思われます。しかしその前後で背景の脳波に変化は見られません。音刺激同様、右後頭部や右中心部に見られる活動にも変化は見られませんから、これらの活動は優位律動ではないと考えられます（図3-7-C-a）。同じ領域を縦の双極導出法（図3-7-C-b）で見ても、背景活動の変化は見られません。痛み刺激は数回行われていますが、いずれも反応は見られません。刺激を繰り返しても左半球に全く活動が見られないことに注目する必要があります。

225

IV. 光刺激 （図3-7-D）

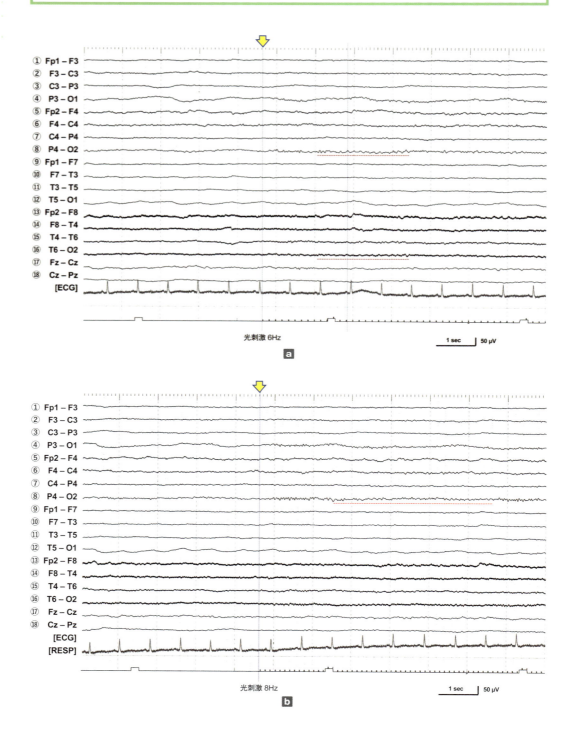

光刺激 6Hz

a

光刺激 8Hz

b

高度異常脳波（その1）

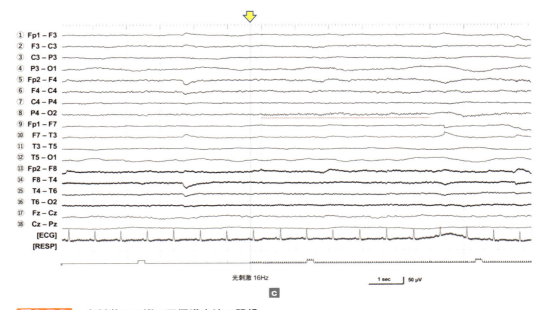

図3-7-D 光刺激での縦の双極導出法の記録
a：6 Hz
b：8 Hz
c：16 Hzの光刺激を示す。6、8、16 Hzで不完全ながら光駆動反応が見られる（赤点線）。

　さらに光刺激を行います。光駆動は後頭部に生じますから、縦の双極導出法で見てみます。2 Hzの刺激では、背景の活動にほとんど変化は見られません。しかし6 Hzの刺激で右の後頭部、頭頂部に不完全ながら光駆動反応が見られますし（図3-7-D-a）、8 Hz（図3-7-D-b）、16 Hz（図3-7-D-c、赤点線）でも右半球に不完全ながら光駆動反応が見られます。一方左半球には全く反応が見られません。
　音刺激や痛み刺激で反応が見られず、光刺激でわずかに反応が見られることから、被検者には感覚障害のある可能性も考えられます。このような場合は、痛み刺激を右半身、左半身別々に行ったり、また可能ならば脳神経系の領域（顔面）の痛み刺激も追加して行ったりすることが望ましいでしょう。

V．総合判定

　判定結果を表3-7に示します。優位律動は出現していないので、図2-1のフローチャートに従うと高度異常に分類されます。徐波活動は右半球に出現し、光駆動が不完全ながら右半球に出現しますが、左半球にはほとんど活動が認められませんので、左半球の機能はかなり低下していると考えられます。

表3-7　脳波所見の記載例

症例：68歳、男性	
背景活動	：優位律動は記録中に認めません。左により強く両半球の活動が抑制され、低振幅です。時に右前頭部から中心部にかけてθ帯域の活動が出現します。
光刺激	：光刺激で右半球の反応が見られます。6、8、16 Hz で右半球に不完全ながら driving を認めます。
過呼吸賦活	：行われていません。
突発性異常	：特に認めません。
判定	：高度異常の半昏睡状態の脳波記録。右半球は刺激に対する反応を多少認めますが、左半球にはそのような反応を記録中に認めません。左半球の活動電位も非常に低く、機能は著しく低下していると考えられます。
コメント	：CT画像上、左半球のくも膜下出血（SAH）後の脳梗塞、脳浮腫を認めます。脳波所見でもそれに対応した著しい機能障害を左半球に認めます。脳機能の改善の有無を評価するために2〜3週間後に脳波の再検を行うようにしてください。
臨床診断	：左内頸動脈から後交通動脈に至る領域の水疱様動脈瘤破裂と術後の所見。

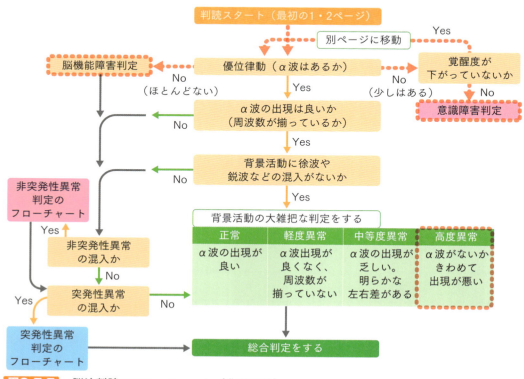

図3-7-E　脳波判読のフローチャート（背景活動）

高度異常脳波（その1）

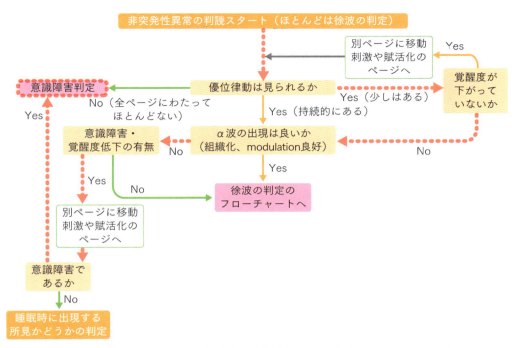

図3-7-F 脳波判読のフローチャート（非突発性異常・覚醒度・脳機能障害の判定）

VI. 臨床との相関

　被検者は朝、テレビを見ていた最中に突然冷や汗、めまい、嘔気、右手のしびれと激しい後頭部痛が出現し、救急車で前病院に搬入されました。この時点で撮影されたCT画像で左半球の方に所見が強いくも膜下出血（SAH）を認め（図3-7-G-a～d）、画像上明らかな動脈瘤を認めなかったために精査のために当院にヘリ搬送されました。

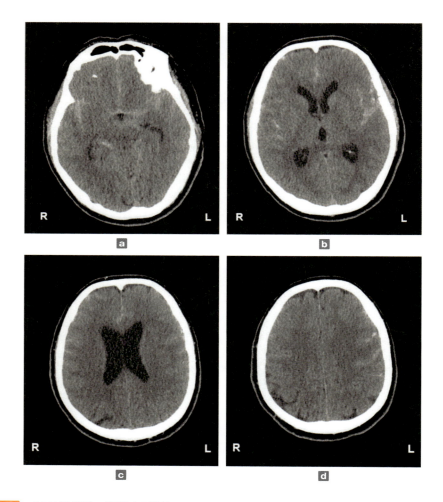

図3-7-G SAH発症時の頭部CT画像
a：脳溝が両側とも見えなくなっており、脳底部に出血が見られる。
b：視床レベルでも脳溝は見えず、シルビウス裂にも出血を認める。
c：側脳室レベルのCT画像。
d：頭頂部レベルのCT画像。わずかに右半球に脳溝が見られるが、左半球では脳溝部分に出血の高信号を認める。

　精査の結果、左内頸動脈から後交通動脈のあたりに動脈瘤を認めたため、これに対してバイパス術、動脈瘤のrapping術が施行されました。術後反応が乏しいために術後2日目に頭部CT検査（図3-7-H-a〜c）と脳波検査が行われ、提示した脳波はこの時のものです。

高度異常脳波（その1）

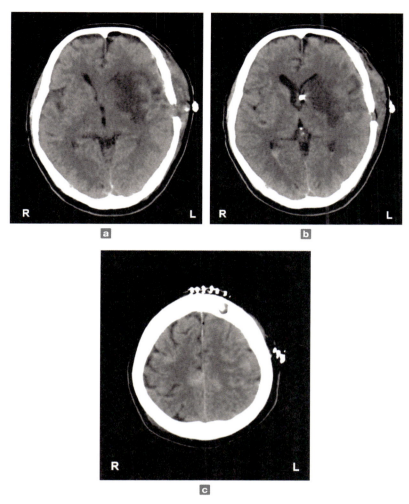

図3-7-H　術後の脳波記録時の頭部CT画像
a：手術による頭蓋骨の欠損、正中偏位（midline shift）、左内包・被殻に低吸収領域を認める。
b：シャントの先端と正中偏位を認める。
c：頭頂部の画像。左半球の脳溝は見られない。

　術前の頭部CT画像を見ると、脳溝が見られず、両側シルビウス裂、脳底部に高信号を認め、左半球にやや強いSAHの所見を認めます（図3-7-G-a～d）。術後のCT所見では右半球の脳溝は少し見えるようになっていますが、左半球には脳室にシャントが入っているものの、正中偏位（midline shift）と左半球の低吸収領域を認め、左半球全体の浮腫が見られます（図3-7-H-a～c）。頭頂部では右半球にも出血が軽度及んでいるようです（図3-7-H-c）。
　脳波記録時の神経学的所見に関しての記録はありませんが、今後重篤な左半球の機能障害が遺残する可能性が考えられます。神経画像所見だけでなく、脳波も一定の間隔で何度か再検を行うことが望ましいでしょう。
　以上の所見をまとめてコメントに記載しておきます（表3-7／→P.228）。

第3章 応用（実際の脳波の判読）

高度異常脳波（その2）

88歳男性の脳波です。

I. 背景活動の判読 （図3-8-A）

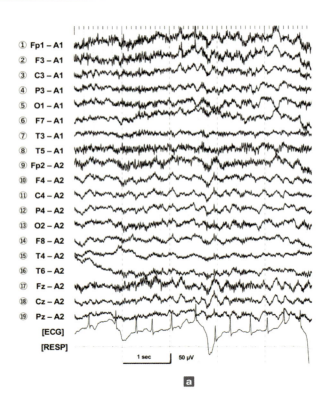

a

高度異常脳波（その2）

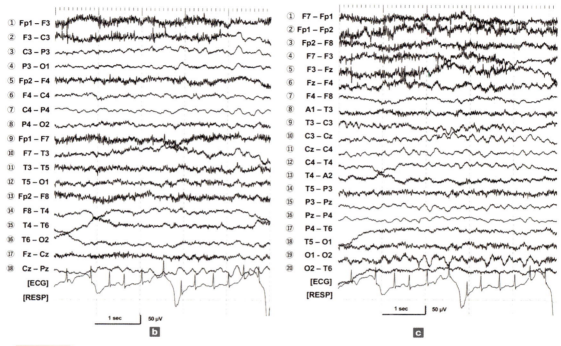

図3-8-A　背景活動
88歳、男性。
a：記録開始時の基準電極導出法での記録。優位律動は認めず、全般性に3〜4 Hzの活動を認める。
b：（a）と同じ領域を縦の双極導出法で見たもの。
c：（a）と同じ領域を横の双極導出法で見たもの。

　基準電極導出法のモンタージュを見て大雑把な評価を行います（図3-8-A-a）。前頭部に筋電図の混入を認め、3〜4 Hzのδ帯域の活動を全般性に認め、特に左右差は見られません。電位分布を見るためにモンタージュを縦の双極導出法に変えてみても、後頭部に優位律動らしき活動は見られません（図3-8-A-b）。横の双極導出に変えてみても、全般性のδ帯域の活動を認めるだけで、局在性や目立った他の活動の混入は認めません（図3-8-A-c）。

　しばらく記録が続いていますが、その間に開閉眼は行われていません。これは被検者が指示に従えない状態になっている可能性があります。このような所見を認めた時には、被検者の覚醒度を上げて反応を見る必要があります。

233

II. 音刺激（図3-8-B）

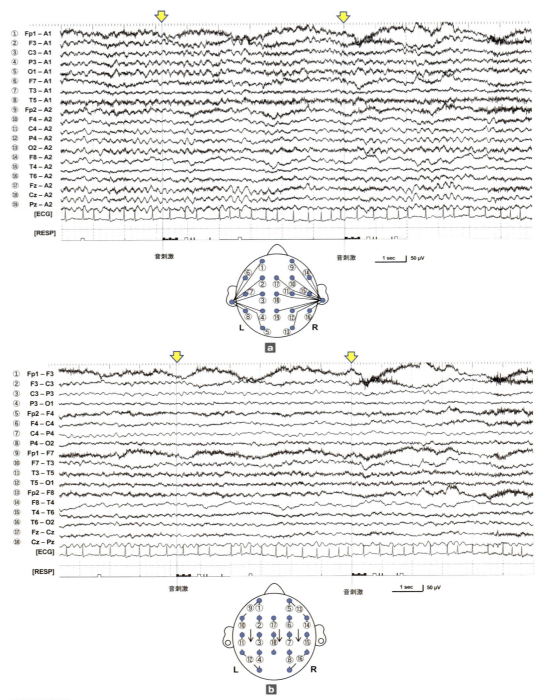

図3-8-B 音刺激の記録
a：基準電極導出法での記録。矢印の所で音刺激が行われている。
b：（a）と同じ領域を縦の双極導出法で見たもの。

高度異常脳波（その2）

　まず音刺激を行います。基準電極導出法のモンタージュでは音刺激が行われる前後で背景活動に変化は見られません（図3-8-B-a）。反応が見られない場合は数回音刺激を繰り返す必要があります。

　音刺激や痛み刺激に対する反応は振幅が大きく見える基準電極導出法の方がよくわかりますが、このような全般性の活動が出現している場合は活動を分離するために双極導出法でも確認する必要があります。しかし縦の双極導出法で見ても音刺激で優位律動的な活動は出現せず、背景活動の変化も認めません（図3-8-B-b）。

III. 痛み刺激（図3-8-C）

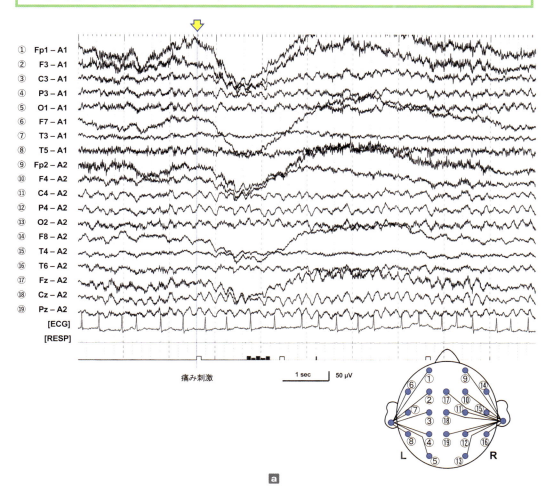

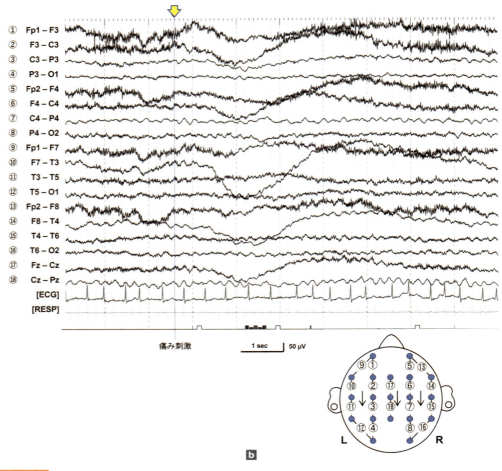

図3-8-C 痛み刺激の脳波記録
a：基準電極導出法での記録。矢印の所で痛み刺激が与えられている。
b：（**a**）と同じ領域を縦の双極導出法で見たもの。痛み刺激の前後で背景活動の変化を認めない。

　次に痛み刺激を行います。痛み刺激は図の矢印の所で行われていますが、その前後で脳波に変化は見られません（図3-8-C-a）。これは縦の双極導出法での記録を見ても同じです（図3-8-C-b）。左右差も認めません。痛み刺激は数回行われていますが、いずれも反応は見られません。

Ⅳ. 光刺激（図3-8-D）

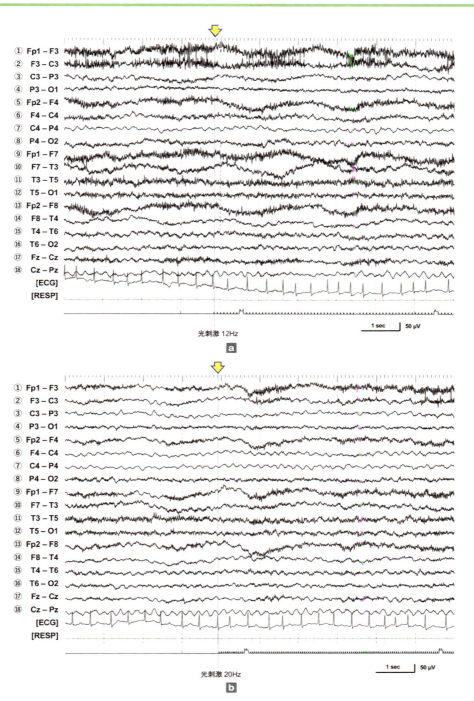

図3-8-D 光刺激での縦の双極導出法の記録
a：12 Hz
b：20 Hz の光刺激を示す。背景活動の変化や光駆動を認めない。

さらに光刺激を行います。光駆動は後頭部に生じますから、縦の双極導出法の記録で見ます。2 Hz 以降 20 Hz までの刺激で、背景の活動にほとんど変化は見られませんでした。ここには 12 Hz（**図3-8-D-a**）と 20 Hz（**図3-8-D-b**）の光刺激を提示しましたが、いずれも光刺激の開始前、開始後で変化は見られません。

Ⅴ．総合判定

　優位律動は全く出現していないので、**図2-1** のフローチャートに従うと高度異常に分類されます。全般性に持続的、律動的に出現する徐波は δ 帯域であり、δ 昏睡の状態と考えられます。進行性脳症や昏睡状態、広範な皮質下白質病変などで δ 昏睡になりますが、このように反応性が全く見られず、左右対称に律動的に出現する δ 昏睡の場合は、代謝性脳症や薬物中毒などで起こることもあります。

表3-8　脳波所見の記載例

症例：88歳、男性	
背景活動	：優位律動は記録中に認めません。
光刺激	：光刺激で背景活動の変化を認めません。
過呼吸賦活	：行われていません。
非突発性異常	：全般的、律動的、3－4 Hz の δ 波の活動を持続的に認めます。
突発性異常	：特に認めません。
判定	：高度異常の昏睡状態の脳波記録。 　刺激に対する反応が見られず、全般性に δ 波を認め、δ 昏睡の状態と考えられます。
コメント	：CT 画像上脳内出血を伴う脳挫傷を右前頭葉、右側頭葉、左前頭葉と多発性に認めます。脳波所見でも半昏睡から昏睡の脳波所見で、広範な皮質下白質病変もしくは低酸素脳症を含む代謝性脳症のような病変を鑑別する必要があります。脳機能の改善の有無を評価するために 2〜3 週間後に脳波の再検を行うようにしてください。
臨床診断	：右前頭葉、右側頭葉、左前頭葉中心の出血を伴う脳挫傷と外傷性くも膜下出血と術後の所見。

高度異常脳波（その2）

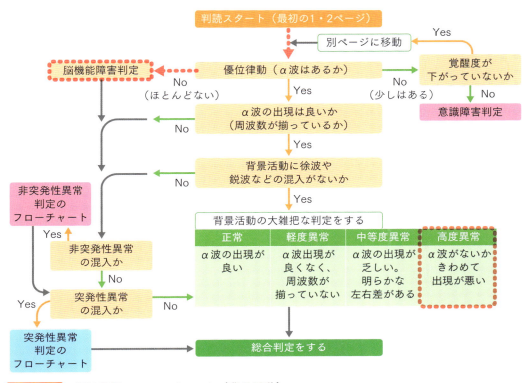

図3-8-E 脳波判読のフローチャート（背景活動）

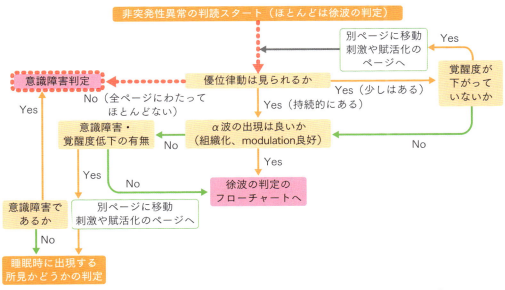

図3-8-F 脳波判読のフローチャート（非突発性異常・覚醒度・脳機能障害の判定）

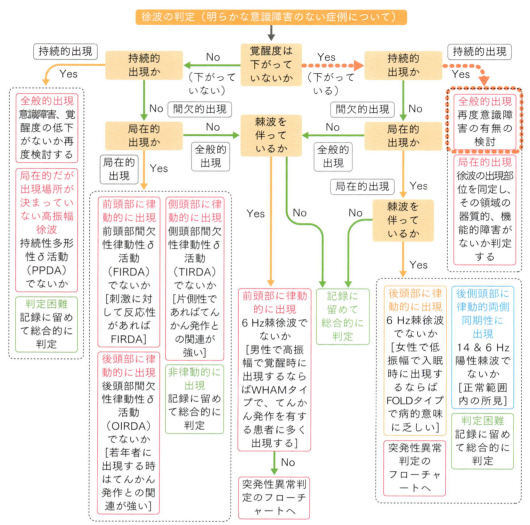

図3-8-G 脳波判読のフローチャート（非突発性異常・徐波などの判定）

VI. 臨床との相関

　被検者は道ばたで倒れていたところを近所の方が発見し、前医に救急搬送された方です。全身精査で頭蓋内に右急性硬膜下血腫、外傷性くも膜下出血を認めました（図3-8-H-a・b）。

高度異常脳波（その2）

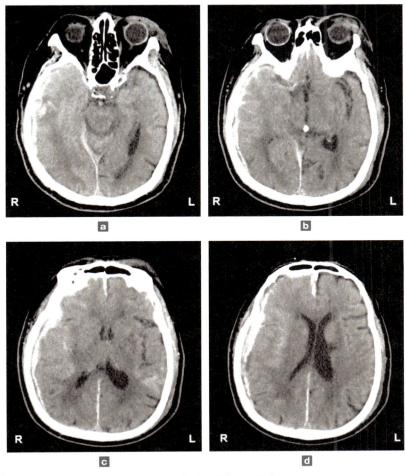

図3-8-H 脳挫傷と外傷性くも膜下出血発症時の頭部CT画像
a：橋レベルのCT画像。右側頭部に外傷性くも膜下出血と脳浮腫を認める。
b：下部視床レベル。
c：視床レベル。
d：側脳室レベルのCT画像。右半球の外傷性くも膜下出血と軽度の正中偏位を認める。

　受傷時の情報は全くわかりませんが、搬入時はJCSで10〜20くらいだったようです。その後下顎の手術歴〔右側下顎骨術後（金属片による固定のためにMRI検査不可）〕と持続性心房細動に対してアピキサバンを内服していたことがわかりました。入院後酸素分圧低下と入院時昏迷状態であった意識レベルが半昏睡にまで低下したため、頭部CT検査を再検したところ血腫の増大に伴う切迫ヘルニアの所見を認めました（ 図3-8-H-a〜d ）。そこで緊急開頭血腫除去術が施行され、術後のCT検査では血腫の増大は見られませんでしたが（ 図3-8-I-a〜d ）、酸素化不良と意識障害の遷延化が見られ、元々の下顎病変に伴う舌根沈下がその原因と考えられました。気管切開術が困難な症例でありCPAPによる対応に頼らざるを得ませんでしたが、肺炎の併発もあり、長期間低酸素状態が続いたようです。術後けいれん発作も起こったためにレベチラセタム（LEV）が1日1,000mg投与されていますが、顔面にピクツキが起こっており、それはLEV投与でも改善していません。意識障害が重篤で

241

あるために当院コンサルトのうえ脳波検査が施行されました。脳挫傷は右前頭葉、右側頭葉、左前頭葉と多発性に認めます。

　脳波上δ昏睡を呈し、左右差は見られません。脳波所見からはこの症例は代謝性脳症や薬物の影響、皮質下白質の広範な病変が存在する可能性が考えられ、これらを鑑別する必要があります。意識障害は遷延化する可能性がありますので、定期的に痛み刺激、音刺激などを含めた脳波の再検を行う必要があります。また、聴性脳幹誘発電位（ABR）などを行い、脳幹の機能を評価することも望ましいでしょう。

　以上の所見をまとめてコメントに記載しておきます（表3-8／→P.238）。

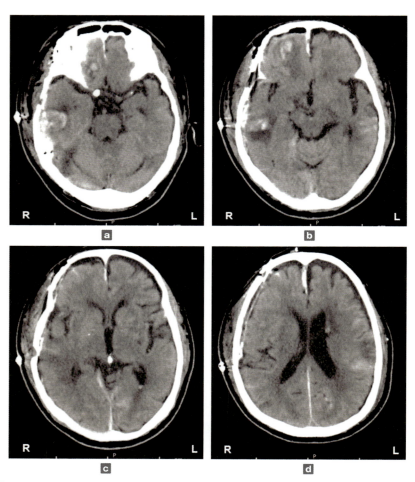

図3-8-I　手術後のCT画像
（**a**）橋レベル、（**b**）中脳レベル、（**c**）視床レベル、（**d**）側脳室レベルのCT画像。
右前頭葉、右側頭葉、左前頭葉に出血を伴う脳挫傷病変を認め、左側頭部、左後頭部、左頭頂部に対側衝撃病変（contrecoup）と考えられる微小出血を認める。右半球に手術痕を認める。

第4章

良い爺（EEG）さん
のQ&A

第4章 良い爺(EEG)さんのQ&A

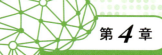

Q1 なぜ、判定に時間とテクニックが必要な双極導出法で判読しなければならないのですか？

A 一言でいえば、基準電極導出法では、耳朶の活性化により情報を誤って解釈することがあり、正確を期すために、双極導出法でより詳細な情報を得る必要があるからです。これについてはすでに基準電極導出法と双極導出法の特徴のところで述べましたが（図1-6、図1-7／→P.10、11参照）、江戸時代の人物に例えていえば、基準電極導出法は海岸に立った浮世絵師の葛飾北斎が富士山と箱根山をさらさらとスケッチするようなものです。一方、双極導出法は伊能忠敬が富士山と箱根山の周囲を歩き回っていちいち山の登り下りを体験して等高線の地図を作成するようなものです。葛飾北斎（基準電極導出法）は半日くらいで山の高さや姿を記録することができるでしょうが、本当に海岸（海抜0メートル）に立っていなければ、山の高さはわかりません。海岸に立っているつもりで（まあ、そのようなことは普通ないでしょうが）箱根山の上から富士山の絵を描いたとすると、富士山はかなり低い山としか見えなくなってしまいます。脳波での耳朶電極の活性化というのはこれと同じようなことになります。一方、富士山と箱根山の周囲をくまなく歩き回って等高線の地図を作る伊能忠敬の場合は、山の高さを誤る、山の高さの順番を間違えるといった問題は生じません。しかし、富士山と箱根山周辺の地図を作るには数ヶ月の時間と多くの人手が必要になるでしょう。これが基準電極導出法と双極導出法の違いです（図4-1）。

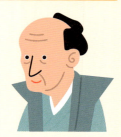

基準導出法は葛飾北斎
- 海岸に立って遠くの山を眺めて山の高さを測る
- 短時間で山の高さがわかる
- でも本当に海岸線に立っていないと高さを見誤るし、大きな山の陰に小さな山が隠れてしまう

双極導出法は伊能忠敬
- 山の登り、下りを正確に測量することで、正確に山の高さがわかる
- 海岸線に立たなければ山の高さがわからないなどということはなく、大きな山の陰に隠れた小さな山も見逃さない
- でもすごく時間がかかる

図4-1 二人の良い爺さん

Q2 それでは、双極導出法だけで脳波を判読すれば、基準電極導出法は不要ということになりませんか？

A それは違います。基準電極導出法と双極導出法それぞれに長所・短所があります。一般的に全般化した異常は基準電極導出法の方がわかりやすいという特徴もあります。双極導出法で脳波を判読していて、よくわからなくなった時、基準電極導出法にモンタージュを変えてみると、どのような波形が出ていたのかわかることもよくあります。ちょうど木々の生い茂った山の中を歩いていて自分がどこにいるかわからなくなった時、近くの高台や木に登って周囲の風景を見渡すと、全体の地形が把握できることにも似ています（ 図1-6 、 図1-7 ／→P.10、11 参照）。

Q3 脳波の判読技術をスキルアップするためには、どうすれば良いでしょうか？

A 脳波を読む時、臨床情報を見ずに、まず判読する癖をつけることがスキルアップのために重要です。脳波で得られる病変部位の場所情報は、MRI などの神経画像検査法と比較すると遥かに大雑把です。せいぜい前頭部、側頭部、中心部、後頭部くらいの区別しかつけられません。また異常の情報も、器質的異常、機能的異常（突発性異常を含む）くらいの所見しか得られません。ですから「この症例は左の前頭部に器質的異常があり、そのため周囲に突発波（易刺激性）が生じて、時折全般化する異常が出現する」といった具合に、脳波判読結果が出てきます。このような判読結果を出した後に、臨床情報や MRI などの画像所見、神経学的所見と比較してみると、大雑把に合っていたか、違っていたかということがわかりますので勉強になります（ 図1-1 ／→P.2、3 参照）。なお、**スキルアップのための脳波の教材としては脳外科がオーダーした脳波が良いです**。というのは、脳外科の症例は神経画像検査で何らかの異常があることが多いからで、いわば答え合わせをすることができるからです。脳梗塞や脳腫瘍で出現する脳波異常も、神経変性疾患で出現する脳波異常も本質的には同じような形態をとります。でも、神経変性疾患で「左半球の頭頂部から異常波が出現している」と判読してもそれが正しいかどうか、答え合わせをするのは困難です。しかし脳腫瘍や脳血管障害などがはっきり存在する脳外科の症例では、答え合わせをすることができるので初心者には有用です。

Q4 脳波を丁寧に見ていると、結構突発性異常のような波をたくさん見つけてしまい、全部の脳波が異常に見えてきてしまいます。どのように判定すればいいのでしょうか？

A 棘波は別にしても鋭波的な活動や、突発性異常、非突発性異常のように見える活動は、正常人の脳波記録でも時々見られます。どこまでが異常で、どこまでが正常で、どこまでが境界領域なのか、初心者にはわからなくて判断に迷うことがしばしばあります。

脳波を判読して行く上でまず大事なことは、筋電図や眼球運動などのアーチファクトを除外することです。次に大事なことは、正常人でも見られる異常と間違いやすい所見（正常亜型）、睡眠や覚醒度の下がった時に正常人でも出現する所見を判定することです（「正常亜型の判定」/→P.86 参照）。一般的にこのような作業は時間がかかり、脳波判読時間の半分くらいはこれらの作業に費やされます。それらを除外した上で、突発性異常や非突発性異常を認めた場合に意味がある異常所見かどうかが重要になります。

　実は片頭痛持ちの方や膠原病に罹患している方などに、軽微な鋭徐波複合のような波が出現することがよくありますし、FIAS の患者さんでは、傾眠時の側頭部から鋭波や棘波が出現することはよくあります。覚醒時にこのような所見が出現した場合は、かなり異常所見と考えた方が良いでしょう。

Q5 「健常者でもてんかん型の異常が出る」といわれると、ますますわからなくなってきました。いったいどこまでが正常で、どこまでが病的なのでしょうか？

A 「いったいどこまでが正常で、どこまでが病的なのか」という質問ですが、サッカーのレッドカードやイエローカードに例えてみましょう。つまり脳波の中には「一発レッドカードで退場（抗けいれん剤での治療を真剣に考える）」という波形と「一発退場ではないけれど、イエローカードのようなもので、3枚集まると退場（繰り返して臨床的な発作が起こる、再検した脳波で所見が増悪している）」という所見があるわけです。一発レッドカードの波形については第2章の「突発性異常」を参照してください（→P.80 参照）。また一発レッドカードのような脳波波形であっても、出現頻度がきわめて低ければ、臨床との相関を勘案してイエローカードになる場合もあります。あくまでも波形の性状とその出現率と臨床所見を兼ね合わせて治療を行うかどうか考えるようにします。

　またイエローカードのような波形であっても、臨床症状が明らかに例えばFIAS ということになれば、レッドカードと考えて対処していくようにします。このようにてんかん発作の診断は、あくまでも脳波所見と臨床所見の二つを兼ね合わせて考えるべきものと思ってください。

Q6 てんかん発作の診断で、脳波所見と臨床所見の二つを兼ね合わせて考えるというのは、どういう意味でしょうか？

A 簡単にいえば、「てんかん様の異常波が比較的頻繁に見られても、臨床症状としててんかん発作を疑う所見が見られず、それが初めての発作であった場合はすぐに抗けいれん薬を投与せずに、いったん経過を見るようにしてください」ということです。抗けいれん薬は風邪薬のように「発症したら投与して、症状が消えたら中止する」といった使い方は通常行いません。全身状態の悪化に伴う単純なけいれん発作の場合は投与後に比較的速やかに減量・中止することがありますが、てんかん発作の場合はいったん投与を開始した抗けいれん剤を急に中止すると、リバウンドでひどい発作が起こることもあります。そこで通常

抗けいれん薬の中止は、定期的に血中濃度と脳波所見を見ながら漸減という方法をとります。図4-2 を見てください。脳波異常が見られた被検者すべてがてんかん発作ではなく、てんかん発作を起こした人すべてに脳波異常が見られるわけではありません。ですから、脳波検査と臨床所見をあわせて判断してほしいのです。

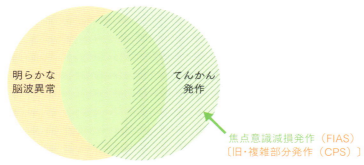

図4-2　脳波異常とてんかん発作の関係

Q7 「てんかん発作を起こした人すべてに脳波異常が見られるわけではない」とのことですが、これは、どういう病態を意味しているのですか？

A 臨床的には焦点起始発作（旧・部分発作）、中でもFIASがその代表です。焦点発作の場合、例えば一次運動野の顔の部分に異常な電気興奮が起こったとしますと、反対側の顔面の筋肉にピクツキなどが起こります（臨床症状）。しかし異常な電気興奮が生じている領域が狭い場合は、脳波記録では異常所見がわからないのに、臨床症状だけが目立つことになります。もう一つの代表のFIASの場合は、てんかん原性を示す異常放電は脳の奥深く、大脳辺縁系（海馬・扁桃体）に起こります。脳波の電極は不導体の頭蓋骨の上に位置しているので、脳の奥深いところにある大脳辺縁系に生じる電気活動を検出するのは非常に困難です。そのために臨床症状を認めるのに、脳波で異常が検出されないということになります。Q 6 の 図4-2 を見てください。斜線の部分がFIASに相当します。このような症例は、脳波で異常がなかったからといって、その疾患を完全に否定することはできません。もう一つの可能性は、記録時間と時刻の問題です。一般に、前頭葉てんかんは就寝中によく起こります。また若年ミオクロニーてんかんは、起床時に発作が起こりやすい傾向があります。ルーチン脳波は昼間の活動時に30分程度の記録しかとらないため、てんかん性放電を検出できない可能性があります。ですから、複数回脳波を記録することをお勧めします。1回目は賦活法を取り入れた安静覚醒時脳波、2回目は断眠しての睡眠脳波、それでもてんかん放電を記録できず、てんかん発作を強く疑う場合は、長時間ビデオ脳波モニタリングを行います。

Q8 それでは FIAS はどのような症状を呈する症例で疑い、どのように検査を行って確定診断すれば良いのですか？

A FIAS の場合、まず臨床症状で疑います。前兆として上腹部不快感があり、「一瞬記憶が飛んで自分が何をしていたかわからなくなる」という自覚症状が一般的ですが、発作が起こっている場合、記憶が残らないので、自分では気が付かず、周囲の人が気付く場合も多いようです。「突然行動が止まってあらぬ方向をじっと見ている」「行動が止まって口をもぐもぐさせている」「突然一方向凝視したりキョロキョロしたりしながら、部屋の中を無意味にウロウロしている」などの症状で受診される頻度が高いです。高齢者初発の FIAS の場合は記憶の保持ができないため、物忘れや認知症と思われることも多いです。よく見られる異常波形については第 2 章の「突発性異常」を参照してください（→P.80）。ただ FIAS では、一度脳波をとって異常が見られるのは 1/3 くらいで、3 回連続して脳波をとっても 1/3 程度の症例には異常が見られないという報告もあります[33]。この場合、通常の脳波計を用いて、異常が出現しやすい睡眠脳波が十分に確認できるように記録時間を長くする、長時間脳波記録を行い同時にビデオで行動が確認できるビデオ脳波モニタリングで記録を行う必要があります。

Q9 高齢初発の FIAS は認知症と間違われやすいとのことですが、どのような臨床所見や脳波所見に注意して診察していけば良いのでしょうか？

A 高齢初発の FIAS の臨床については認知症関連の書籍や総論などを参照してほしいのですが、臨床的には「認知症のレベルが変動する」場合が多いです。つまり、「一日の中でも受け答えのはっきりしている時と、ボーッとして反応の悪い時がある」「日によって受け答えの良い日と悪い日がある」など症状に波がある訴えが多く、レビー小体型認知症と誤診されていることもよくあります。本人はこの間の記憶がないので、「記憶が飛ぶ」という訴えが多いのですが、本人の訴えが全くない場合も多いですし、FIAS 特有の何ともいえない腹部症状の訴えで消化器科をあちこち受診される方もいます。中には「車を運転していたら気分が悪くなって、気がついたらまるで瞬間移動のように全く知らない場所にいた」などと、問診している側がびっくりするような訴えの場合もあります。また一緒に暮らしている方が「一瞬行動が停止して口をもぐもぐさせている」「短時間あちらの世界に行っているように見える」などと手がかりを与えてくれることもあります。このような場合、そのような症状が起こった時の状況を、スマートフォンのムービー機能を利用して記録してもらうのも良い方法です。高齢初発のてんかん発作の約半分は FIAS との報告もありますので[38]、このような症例では脳波検査を行い、しかも FIAS の異常所見は軽微な場合が多いので、注意深く丁寧に脳波を判読する必要があります。

Q 10

意識レベルが低下している患者さんの診察を頼まれることが多いのですが、ベッドサイドで刺激を与えて反応を見ても、この患者さんが「意識障害」なのか、「傾眠状態」なのか、「正常の睡眠で深睡眠の状態」なのか迷うことがよくあります。どうやって鑑別すれば良いのでしょうか？

A このような判断に迷った症例の場合は、脳波検査が良い手がかりを与えてくれます。以前のアナログ式脳波計と異なり、現在のデジタル脳波計はポータブル脳波計でもベッドサイドの検査でアーチファクトの影響をかなり排除でき、いろいろな情報を得ることができます。まず睡眠の場合はたとえ深睡眠の状態であっても最大限の痛み刺激を繰り返して与えると、覚醒状態の脳波を確認することができます。そして、いったん覚醒させた後はしばらく覚醒した脳波を確認することができます（**図1-15-B** ／→P.31 参照）。それに対して「傾眠状態」の場合は睡眠と同じく覚醒状態の脳波所見が出現するのですが、刺激がないとすぐに睡眠脳波に移行してしまいます。一方、「意識障害」の場合は最大限の痛み刺激を繰り返し与えても、十分な覚醒レベルの脳波所見を得ることはできません。優位律動が出現しても、その周波数が遅い、あるいは優位律動が出現せずに背景律動の変化のみ見られる場合（半昏睡状態）、それすら見られない場合もあります（昏睡状態）。このような場合は脳波に加えて神経画像検査だけでなく、聴性脳幹誘発電位（ABR）、体性感覚誘発電位（SEP）など他の補助診断法も用いて診断を行うようにします。

Q 11

実際に意識障害の患者さんを診ていて困ることは、「この患者さんは今後良くなるのか、悪くなるのか。良くなった場合でも脳の機能に後遺症が残らないのか」などといった質問を、主治医や患者さんの家族から浴びせられることです。脳波検査も含めてどのように対処すれば良いのでしょうか？

A これも脳波検査がある程度有用な情報を与えてくれます。もちろんこのような判断には脳波だけでなく、神経画像検査、神経学的所見、ABR、SEPなどの他の電気生理学的所見を含めて総合的に考える必要があります。しかし、経過を追ってある程度頻繁に脳波検査を行い、その変化を見ることで大雑把に予後を予測することが可能です。つまり、脳波で「昏睡状態」を示す被検者が「半昏睡状態」を示すようになれば、見かけ上はそれほど変化がないように見えても、明らかに脳機能は改善しているということは判断できます。神経学的所見でも改善が見られればなおのことですが、一般的に脳波の方が敏感に変化を検出できます。それに対して1〜2週間近く脳波が昏睡状態のままで変化がなければ、予後は悪いと予測することができますし、半昏睡状態のままで脳波が推移するようならば、重篤な脳機能障害が残る可能性が高いと予測することができます。何度もいうように神経画像検査や神経学的所見とあわせて判断する必要がありますが、早期にこのような事実を提示しておけるかどうかは、ベッドサイドの臨床では重要なことです。このためにも中枢神経系の病変

を扱うベッドサイドの臨床医が自力で脳波の判読を行えるように技術を磨いておく必要があると思います。

Q12 認知症や軽微な意識障害の鑑別に脳波が有用とのことですが、それでは高次脳機能障害の鑑別に脳波は有用でしょうか？

A 残念ながら、高次脳機能障害（失語、失行、失認など）の検出に、脳波はそれほど有効ではありません。高次脳機能障害スクリーニングバッテリー検査の方が有用ですし、脳血流 SPECT 検査、最近では機能的 MRI 検査の方が有用です。きわめて鋭敏な磁場を計測する脳磁計では異常を検知できる場合もあるようですが、まだまだ一般的な検査方法ではありません。これはおそらく高次脳機能障害を起こす連合野の異常は脳波で検出しにくい、もしくはネットワーク障害のため、病変部位の脳神経系がある程度機能が維持されているためかもしれません。しかし高次脳機能障害様の臨床症状が焦点てんかん（旧・部分てんかん）、軽微な意識障害、軽微な代謝性脳症などで起こっている場合もあります。これらの鑑別のために脳波は有用ですから、検査を行うかどうか考えて実行することは大切なことだと思います。

Q13 End of chain 現象という言葉がよく出てきますが、これについてもう少し詳しく説明してください。

A End of chain 現象は、一般的に「双極導出の端の方で位相逆転が起こらなければ、そこに最大の陰性電位があることを示す現象」と説明されています。これは電位について説明したものですから、鋭波や棘波、徐波だけでなく、α波の分布にも当てはまることです。α波の場合は後頭部優位に出現しているので、縦の双極導出（例：BP2 のモンタージュの P3-O1、T5-O1 や P4-O2、T6-O2）では、後頭部に陰性の高い電位を認めます（**図1-8-A**、**図1-9** ／→P.13、19）。双極導出の位相の逆転に関しては **図1-6**、**図1-7** ／→P.10、11）でイラストに示しましたが、もう一度、**図4-3** を見て検討しましょう。

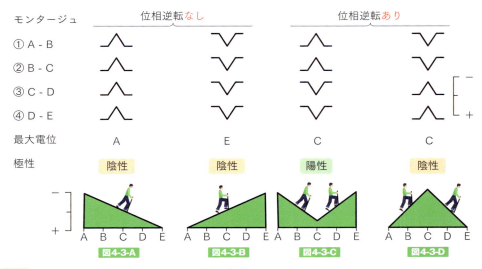

図4-3 位相の逆転とend of chain現象の意味

　まず左の 図4-3-A を見てください。双極導出で二つの電極をつないだ場合、例えば①では、Bに対するAの電位を示しており陰性に振れています。同じように②、③、④も陰性に振れているので、極性は陰性でAの電位が一番高いことになります。山の高さに例えると、一番下のシェーマのようにこの山はAのところで一番高く、Eが一番低いことになります。AからEに歩いている登山者はずっと下りが続いていることになり、楽な状態が続いています。

　一方 図4-3-B では、①、②、③、④すべてで陽性に振れているので、この山はEのところで一番高く、Aが一番低いことになります。AからEに歩いている登山者はずっと登りが続いていて、苦しい状態が続いています。何度もいうようですが、双極導出の端の方で位相逆転が起こらなければ、そこに最大の陰性電位があることを示しています。横の双極導出でも同じことがいえ、端の方で位相逆転が起こらなければ、そこに最大の陰性電位があることを意味します。

　End of chain現象と直接の関係はありませんが、途中で位相の逆転がある場合を 図4-3-C・D に示しました。途中に陽性の最大電位がある場合と陰性の最大電位がある場合で、位相の逆転がどのように見えるかに注意してください。

Q14 「耳朶の活性化」という言葉がよく出てきますが、これはどういうことですか？

A 脳波は一般的に脳表に電極をつけて検出します。焦点性てんかんの場合、臨床的に問題になる症例では側頭葉や大脳辺縁系に焦点があることが多いのですが、この部分は大脳の奥深くに位置しており、なかなか電位が表面電極で検出できません。一方、この領域は耳に近いため、ここの電位が耳朶電極に波及する頻度も高くなります。耳朶電極にて

んかん放電などの電位が波及すると、他の電極の電位や極性に影響が出ます（図2-34-E／→P.115）。以下にその例を示します（図4-4）。

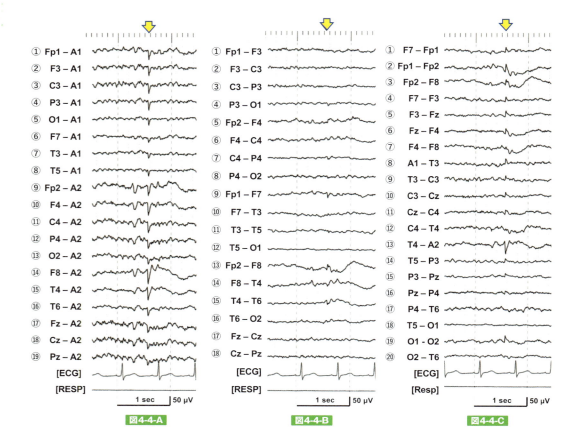

図4-4-A　　　　　図4-4-B　　　　　図4-4-C

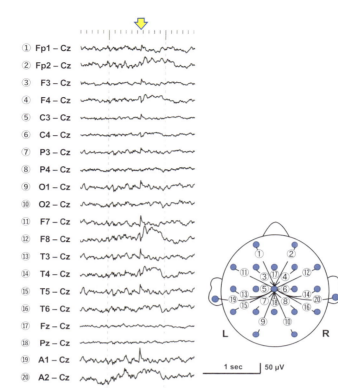

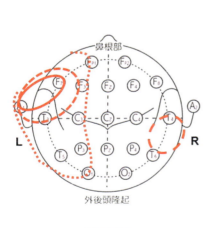

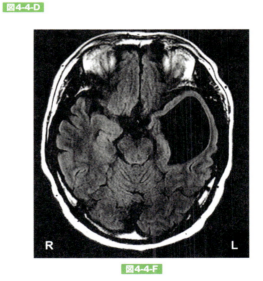

図4-4-D

図4-4-E

図4-4-F

図4-4 耳朶の活性化の機序
57歳、男性。症候性てんかん発作の患者。
A：基準電極導出法の記録。
B：縦の双極導出法による記録。
C：横の双極導出法による記録。
D：正中中心部（Cz）を基準電極にした基準電極導出法の記録。左耳朶電極（A1）で高振幅の陰性電位を認める。
E：耳朶に波及する鋭波の分布をマッピングしたもの。
F：頭部MRI FLAIR画像。左側頭葉に嚢胞性の脳腫瘍を認める。

57歳の症候性てんかん発作の男性患者さんです。図4-4-Aの基準電極導出法を見てくだ
さい。右優位に陽性鋭波が出現しています。次に縦の双極導出の図4-4-Bを見ると、F4-C4
（⑥）は等電位、C4-P4（⑦）ではわずかに陽性の振れを認め、F8-T4（⑭）、T4-T6（⑮）で
陽性に振れています。さらに横の双極導出法の図4-4-Cを見てみましょう。F7-Fp1（①）、
Fp1-Fp2（②）、Fp2-F8（③）および F7-F3（④）、F3-Fz（⑤）、Fz-F4（⑥）、A1-T3（⑧）、
T3-C3（⑨）、C3-Cz（⑩）、Cz-C4（⑪）で end of chain 現象が見られ、F7、T3 に陰性の最
大電位があると考えられます。また、T4-A2（⑬）で大きく陽性の振れを認め、これも end
of chain 現象と考えられます。耳朶電極は双極導出では端に位置しますから、耳朶電極の活
性化を考える場合は常に end of chain 現象も考えておく必要があります。

　これらの結果を総合して考えると、右半球では右後側頭部から右中側頭部にかけて陰性の
電位が分布しており、左半球では左側頭部から前頭部にかけて同時に陰性の電位が分布して
いる可能性が考えられます（図4-4-E）。しかし A1、A2 の電位を基準電極導出法で見る
と、A2 で基準電極の方が A1 の基準電極より陽性の電位が大きくなっており（図4-4-A）、
どちらの耳朶により強く波及しているのかわからなくなります。そこでデジタル脳波計のリ
モンタージュ機能を使って耳朶から一番離れている Cz を基準電極にしたものが図4-4-Dで
す。すると、A1-Cz（⑲）ではっきりと陰性鋭波が出現していることがわかり、A1 に強く耳
朶の活性化が起こっていることがわかります。

　この症例の頭部 MRI FLAIR 画像を（図4-4-F）に示します。左側頭葉に嚢胞性の脳腫瘍
を認め、ここから異常な電位が起こっていると考えられます。右半球に同時に鋭波が出現し
ているのは、側頭葉てんかんでよく見られる鏡像焦点の可能性があります。

参考文献

1. 飛松省三．4. 電気生理学的検査．1. 脳波と脳磁図．平山惠造（監）．臨床神経内科学 改訂 6 版．南山堂、2016.

2. 加藤元博．脳波の発生機序：解剖と生理．臨床神経生理学．2005；33：221-230.

3. Kellaway P. Chapter 5. Orderly approach to visual analysis: Elements of the normal EEG and their characteristics in children and adults. Ebersole JS, et al (ed). Current practice of clinical electroencephalography, 3rd ed. Lippincott Williams & Wilkins, 2003. pp100-159.

4. Ebersole JS. Chapter 2. Cortical generators and EEG voltage fields. Ebersole JS, et al (ed). Current practice of clinical electroencephalography, 4th ed. Wolters Kluwer, 2014. pp28-44.

5. Tveit J, et al. Automated Interpretation of Clinical Electroencephalograms Using Artificial Intelligence. JAMA Neurol. 2023; 80: 805-812.

6. Fisch BJ, et al. Chapter 8. Activation methods. Ebersole JS, et al (ed). Current practice of clinical electroencephalography, 3rd ed. Lippincott Williams & Wilkins, 2003. pp246-270.

7. Tobimatsu S, et al. Chromatic sensitive epilepsy: a variant of photosensitive epilepsy. Ann Neurol. 1999; 45: 790-793.

8. Niedermeyer E, et al. The diagnostic significance of sleep electroencephalograms in temporal lobe epilepsy. A comparison of scalp and depth tracings. Eur Neurol. 1972; 7: 119-129.

9. Rechtschaffen A, et al. A Manual of Standardized Terminology, Techniques and Scoring System for Sleep Stages of Human Subjects. Brain Information Service/Brain Research Institute, 1968.

10. Silber MH, et al. The visual scoring of sleep in adults. J Clin Sleep Med. 2007; 3: 121-131.

11. William O, et al. Chapter 5. Normal adult EEG. Ebersole JS, et al (ed). Current practice of clinical electroencephalography, 4th ed. Wolters Kluwer, 2014. pp90-124.

12. Ikeda A, et al. Chapter 12. Metabolic, infectious, and hereditary encephalopathies. Ebersole JS, et al (ed). Current practice of clinical electroencephalography, 3rd ed. Lippincott Williams & Wilkins, 2003. pp348-377.

13. Zifkin BG, et al. Chapter 10. An orderly approach to the abnormal electroencephalogram. Ebersole JS, et al (ed). Current practice of clinical electroencephalography, 3rd ed. Lippincott Williams & Wilkins, 2003. pp288-302.

14. Markand ON. Electroencephalography in diffuse encephalopathies. J Clin Neurophysiol. 1984; 1: 357-407.

15. Schwartz MS et al. Pathological stimulus-related slow wave arousal responses in the EEG. Acta Neurol Scand. 1978: 57: 300-304.

16. Synek VM. Prognostically important EEG coma patterns in diffuse anoxic and traumatic encephalopathies in adults. J Clin Neurophysiol. 1988; 5: 161-174.

17. Kaplan PW. The EEG in metabolic encephalopathy and coma. J Clin Neurophysiol. 2004; 21: 307-318.

18. 米田 誠．橋本脳症．Clin Neurosci. 2015; 33: 104-107.

19. Schäuble B, et al. EEG findings in steroid-responsive encephalopathy associated with autoimmune thyroiditis. Clin Neurophysiol. 2003; 114: 32-37.

20. 田中惠子．傍腫瘍性神経症候群と抗神経抗体．臨床神経学．2010；50：371-378.

21. 木村暁夫、他．傍腫瘍性自己免疫性脳炎．日内会誌．2017；106：1564-1570.

22. Schmitt SE, et al. Extreme delta brush: a unique EEG pattern in adults with anti-NMDA receptor encephalitis. Neurology. 2012; 79: 1094-1100.

23. 飛松省三．ここに目をつける！ 脳波判読ナビ改訂 改訂 2 版．南山堂、2021.

24. Husain AM. Electroencephalographic assessment of coma. J Clin Neurophysiol. 2006; 23: 208-220.

25. Westmoreland BF, et al. Alpha-coma. Electroencephalographic, clinical, pathologic, and etiologic correlations. Arch Neurol. 1975; 32: 713-718.

26. Schaul N, et al. The EEG in deep midline lesions. Neurology. 1981; 31: 157-167.

27. Schaul N, et al. Generalized, bilaterally synchronous bursts of slow waves in the EEG. Arch Neurol. 1981; 38: 690-692.

28. Brigo F. Intermittent rhythmic delta activity patterns. Epilepsy Behav. 2011; 20: 254-256.

29. Geyer JD, et al. Significance of interictal temporal lobe delta activity for localization of the primary epileptogenic region. Neurology. 1999; 52: 202-205.

30. 日本臨床神経生理学会 ペーパレス脳波の記録・判読指針小委員会．デジタル脳波の記録・判読指針．臨床神経生理学．2015；43：22-62.

31. Frost JD Jr. Automatic recognition and characterization of epileptiform discharges in the human EEG. J Clin Neurophysiol. 1985; 2: 231-249.

32. Benbadis SR, et al. Errors in EEG interpretation and misdiagnosis of epilepsy. Which EEG patterns are overread? Eur Neurol. 2008; 59: 267-271.

33. 日本神経学会「てんかん診療ガイドライン」作成委員会．てんかん診療ガイドライン 2018．医学書院、2018.

34. Schomer DL, et al (eds). Niedermeyer's Electroencephalography: Basic Principles, Clinical Applications, and Related Fields. Lippincott Williams & Wilkins, 2011.

35. Algahtani H. Tumefactive demyelinating lesions: A comprehensive review. Mult Scler Relat Disord. 2017; 14: 72-79.

36. 重藤寛史．てんかんの内科的治療の最近の動向．脳神経内科．2024；100：154-160.

37. Hirsch LJ, et al. American Clinical Neurophysiology Society's Standardized Critical Care EEG Terminology: 2021 Version. J Clin Neurophysiol. 2021; 38: 1-29.

38. Tanaka A, et al. Clinical characteristics and treatment responses in new-onset epilepsy in the elderly. Seizure. 2013; 22: 772-775.

索引 index

欧文・数字ほか

A

ABR ——————————————— 249
activation ——————————— 23
activity ————————————— 15
ADEM ————————————— 179
alpha coma ————————— 53, 59
asynchronous ———————— 15
average potential reference（AV）— 12

B

background activity —————— 16
beta coma ——————————— 59
bilateral independent periodic discharges
　（BIPDs）—————————— 57
bilateral independent periodic lateralized
　epileptiform discharges（BIPLEDs）— 57
bipolar derivation ——————— 12
breach rhythm ————————— 92
build-up ———————————— 25, 28
burst —————————————— 15
burst suppression —— 49, 50, 52, 59

C

CBZ ——————————————— 201
continuous（persistent）———— 15
contrecoup ——————————— 242

conversion reaction —————— 30

conversion reaction —————— 30
CPS ——————————————— 12
Creutzfeldt-Jakob 病（CJD）—— 15, 57
current dipole ————————— 5

D

dart and dome appearance ——— 102
delta coma ——————————— 59, 238
diffuse α ———————————— 44, 48
dominant rhythm ——————— 16
drowsy ————————— 16, 43, 44, 63

E

electrocerebral inactivity ——— 60
electrographic seizure ————— 201
encephalopathy ———————— 48
end of chain 現象
　—— 72, 88, 113, 115, 125, 168, 171, 203, 250
evolution ———————————— 108
extreme delta brush —————— 54

F

focal epilepsy ————————— 100
focal impaired awaveness seizure（FIAS）
　————— 12, 18, 32, 77, 88, 247, 248
focal to bilateral tonic-clonic seizure
　（FBTCS）———————————— 4, 105
FOLD —————————————— 90, 91

257

frequently ———————————— 16

frontal intermittent rhythmic delta activity
（FIRDA）———————— 54, 69, 72, 77

G

generalized epilepsy ——————— 100

generalized periodic discharges （GPDs） 57

H

high-cut filter （HF）——————— 61

hyperventilation ——————————— 25

hypsarrhythmia —————————— 101

I

ictal ——————————————— 103

ILAE ——————————————— 99

interictal —————————————— 100

interictal period ————————— 85

intermittent ——————————— 15

irritable ———————————— 17, 81, 86

K

K complex （K 複合）
———————— 36, 37, 59, 60, 140, 153, 192, 193

L

lambda waves ——————————— 44, 48

Lance-Adams 症候群 ———————— 52

lateralized periodic discharges （LPDs）—55

LCM ——————————————— 201

LEV —————————————— 201, 241

low-cut filter （LF）——————— 60

low-voltage slow, nonreactive pattern— 60

M

mapping ————————————— 17

mildly abnormal ——————— 116

moderately abnormal ——————— 116

modulation ———————————— 43

montage ————————————— 16

MS ——————————————— 179

Mu rhythm ————————— 44, 46

N

N1 ————————— 37, 128, 140, 171

N2 ————————— 37, 140, 153, 192

N3 ——————————————— 37

NMOSD ————————————— 179

nonparoxysmal abnormality ——— 17

normal —————————————— 116

normal variants ————————— 86

O

occasionally ——————————— 16

OIRDA ————————————— 77

organization ——————————— 43

P

paradoxical α ——————— 23, 25

paroxysmal waves ———————— 17

periodic ————————————— 15

periodic lateralized epileptiform discharges
(PLEDs) 55
periodic long-interval diffuse discharges
(PLIDDs) 59
periodic sharp wave complexes（PSWC）57
periodic short-interval diffuse discharges
(PSIDDs) 15, 57
periodic synchronous discharges（PSD）
15, 57
persistent polymorphic delta activity
(PPDA) 69, 71, 79, 208, 211, 213, 216
phantom spike and wave 89
phase reversal 12
photic driving response 29, 127
photic stimulation 29
photomyogenic response 29
photoparoxysmal response 29
polyspike and wave complex 80
positive occipital sharp transients of sleep
(POSTS) 36, 98, 125, 140, 153
posterior slow waves of youth 44
postictal 103
psychomotor variant 91

R

rapid eye movement（REM） 37, 38
rarely 16
reactivity 16
referential derivation 11
rhythm, rhythmic 15
rhythmic mid-temporal discharges
(RMTD) 91, 171
roving eye movement 37

S

SAH 43, 229
saw-tooth wave 36
seizure pattern 197
semi-coma 116
SEP 249
severely abnormal 116
sharp and wave complex 80
sharp transient 86
sharp wave 80
SLE 43
sleep activation 32
sleep onset REM 36
sleep spindle 37
slow burst with spike 86
small sharp spikes（SSS） 61, 87
spike 80, 82
spike and wave complex 80, 83
spiky α波 120
spindle coma 59
spindle 36
squeak 現象 120, 132
subacute sclerosing panencephalitis
(SSPE) 59
subclinical rhythmic electrographic（theta）
discharges of adults（SREDA） 94
synchronous 15

T

temporal mu 97
theta coma 59
TIRDA 74, 77

tumefactive demyelinating lesions（TDL）
————————————————179

V

VEP————————————29
vertex sharp transient（VST）
————————37, 59, 60, 140, 153, 171, 192
vigilance————————————15
VPA————————————19, 157, 201

W

WHAM————————————91
wicket spikes————————————96

数字ほか

14 & 6 Hz positive spikes
（14 & 6 Hz 陽性棘波）————————89
24 時間ビデオ脳波モニタリング————————37
3 Hz spike and wave（3 Hz 棘徐波複合）
————————————101, 102
6 Hz spike and wave（6 Hz 棘徐波）————89
α- slowing————————128, 143, 174, 197
α-blocking（α ブロッキング）
————23, 29, 43, 128, 143, 174, 195, 197
α 昏睡————————————52, 53, 59
α 波————————————6, 15, 41, 43
α 波のマッピング————————13, 17, 19
β 昏睡————————————59
β 波————————————6, 15
γ 波————————————6, 15
δ 昏睡————————59, 238, 242
δ 波————————————6, 15

θ 昏睡————————————59
θ 波————————————6, 15

和文

あ

アーチファクト————————12, 22, 51, 58, 60
亜急性硬化性全脳炎————————59
アルコール中毒————————6, 51
アルツハイマー病————————72, 77

い

易興奮性————————17, 81, 174
位相逆転（位相の逆転）
————3, 4, 8, 10, 12, 13, 17, 20
痛み刺激
————16, 18, 30, 31, 42, 43, 48, 224, 235
一側性周期性放電————————55
色感受性てんかん————————30

う

ウィケット棘波————————96
うつ病性昏迷状態————————31
ウトウト状態〔ウトウト（した）状態〕
————16, 23, 37, 43, 44, 63

え

鋭一過波————————————86
鋭徐波複合————————80, 108
鋭波————————————80
鋭波のマッピング————————21

お

音刺激 —————— 18, 30, 223, 234

か

覚醒度 —————— 15, 30, 36, 42, 48
過呼吸 —————— 25
活動 —————— 15
カルバマゼピン —————— 201
眼球運動 —————— 60
眼球彷徨 —————— 37, 125
間欠的 —————— 15
間欠的律動的徐波 —————— 77
肝性脳症 —————— 50

き

奇異性 α —————— 23
奇異性覚醒反応 —————— 49, 54
起始不明発作 —————— 99, 111
基準電極導出 —————— 8, 11
急性散在性脳脊髄炎 —————— 179
急速眼球運動 —————— 38
鏡像焦点 —————— 254
強直間代性発作 —————— 77
棘徐波複合
—————— 15, 80, 83, 100, 108, 149, 152, 156
極性 —————— 7
棘波 —————— 80, 82, 108, 149
筋電図 —————— 61, 133

く

くも膜下出血 —————— 43, 229

群

群発・抑制 —————— 49, 50, 52, 54, 59
群発状 —————— 15

け

軽睡眠期 —————— 37
軽度異常 —————— 116
軽度脳症 —————— 48
傾眠状態 —————— 125, 140, 192, 213, 249
欠神発作 —————— 22, 77, 157

こ

抗 GABA$_A$ 受容体、抗 GABA$_B$ 受容体 —————— 54
抗 LGI1 抗体 —————— 54
抗 mGluR5 受容体抗体 —————— 54
抗 NAE 抗体 —————— 54
抗 NMDA 受容体抗体 —————— 54
抗 VGKC 抗体 —————— 54
高域遮断フィルタ —————— 51, 61
高血糖 —————— 54
高次脳機能障害 —————— 250
高振幅徐波 —————— 49, 52, 59, 79
高速フーリエ変換 —————— 12
光電効果 —————— 128
高度異常 —————— 116
後頭部間欠性律動性 δ 活動 —————— 77
後頭部陽性鋭一過波 —————— 98, 124, 153
興奮性シナプス後電位 —————— 5
交流 —————— 62
交流除去フィルタ（ノッチフィルタ）—————— 62
呼吸性アルカローシス —————— 25
国際 10−20 法 —————— 7
国際抗てんかん連盟 —————— 99
昏睡状態 —————— 249

さ

差分	7
三環系抗うつ剤	42
三相性波形（三相波）	50, 54

し

視覚誘発電位	29, 127
刺激誘発性δ活動	49
自己免疫性脳炎	54
視床皮質ニューロン	6
視床非特殊核	5
視床網様核ニューロン	6
視神経脊髄炎スペクトラム障害	179
持続性多形性δ活動	69, 79, 208
耳朶（電極）の活性化	16, 44, 103, 113, 251
周期性一側性てんかん型発射	55
周期性同期性放電	15, 57
周期性脳波パターン	52, 54
周期的	15
重度脳症	49
小鋭棘波	61, 87
上行性網様体賦活系	6
焦点起始てんかん	100, 103
焦点起始発作	99, 111
焦点起始両側強直間代発作	4
焦点てんかん	77, 101, 190, 201
徐波の判読	68, 77
徐波のマッピング	21
神経膠芽腫	219
深睡眠期	37
心停止	52, 60
心電図	61

す

睡眠段階 N1	152, 171
睡眠段階 N1 の後期	140
睡眠段階 N1 の前期	125
睡眠段階 N2	140, 152, 153, 156, 192
睡眠脳波	33
睡眠賦活	32
睡眠紡錘波	6, 37
頭蓋頂鋭一過波	36, 37, 59

せ

正常亜型	15, 82, 86
成人潜在性律動性脳波発射	94
精神発達障害（遅滞）	6, 43
精神発作異型	91
前頭部間欠性律動性δ活動	69, 72, 77
前頭葉てんかん	18, 247
全般起始てんかん	100
全般起始発作	111
全般性棘波	100

そ

双極導出	8, 11, 12
側頭部間欠性律動性δ活動	74, 77
側頭葉てんかん	12, 16, 18, 76, 254
速波（β）帯域	6
組織化	43

た

第Ⅰ期	37
第Ⅱ期	37

第Ⅲ期	37	電極ポップ	63, 128
第Ⅳ期	37	電流双極子	5
大錐体細胞	5		
体性感覚誘発電位	249		
対側衝撃病変	242		

と

体動	60	同期的	15
大脳電気的無活動	60	導出法	8
大脳辺縁系	247	頭頂葉てんかん	197
多棘徐波複合	80, 101	等電位線	19, 20
多発性硬化症	179	頭部外傷後	6, 54, 59, 94
ダブルバナナモンタージュ	16	突発性異常	17, 44, 80
短周期性全般性放電	15, 57	トランスバースモンタージュ	16

ち

中等度異常	116
中等度脳症	49
長周期性全般性放電	59
聴性脳幹誘発電位	249

に

入眠期	37
尿毒症	50, 54

の

脳幹網様体	6
脳挫傷	43, 242
脳死・脳死判定	54, 59, 60
脳症	48
脳性麻痺	43
脳波の局在	12
脳波のマッピング	13, 14
ノンレム睡眠	33

て

低域遮断フィルタ	60
低血糖	54
低酸素・無酸素脳症	52
低振幅不規則活動	49
低体温症	49 , 54
低体温状態	60
低体温療法	54
電位差	7
電位分布	8, 13
てんかん新分類（2017）	99
転換反応	30
電気的無活動	52, 59, 60
電極の不具合	63

は

背景活動	16, 40
パカパカ手法	30
橋本脳症	54
バルビツール	42, 50

バルプロ酸	19, 157, 201
パワースペクトル解析	12
反響回路	6
半昏睡	116, 249
反応性	16

ひ

光筋原反応	29
光駆動反応	29, 127, 142, 195, 215, 227
光突発反応	29, 127
光誘発性発作	30
非間欠的（持続的）	15
非けいれん性てんかん重積状態	48, 57
皮質大錐体細胞	6
ヒステリー	30
ビデオ脳波モニター	18, 37, 247, 248
非同期的	15
非突発性異常	17, 43, 65
ヒプサリズミア	101
びまん性α	44, 48
ビルドアップ	25

ふ

賦活法	23
複雑部位発作	12
フラッシュ視覚誘発電位	127
ブリーチリズム	92, 172, 219

へ

平均電位基準	12
ベル現象	25, 60, 120, 206
辺縁系脳症	54

ベンゾジアゼピン系	42

ほ

紡錘波	36, 37, 153
紡錘波昏睡	59
ポケモン・アニメ事件	30
発作間欠期	85, 100
発作時	103
発作終了後	103
発作の進展	108

ま

麻酔状態	59
マッピング	13, 17, 18

み

ミオクローヌス	54, 58, 59
ミオクロニーてんかん	82, 111, 247
ミュー律動	44, 46

む

無反応性低振幅徐波	60

も

モンタージュ	8, 16

や

薬物中毒	6, 49, 57, 59, 60

ゆ

優位律動 ————————— 16, 44
優位律動（α波）のマッピング —— 13, 17, 19

よ

抑制性シナプス後電位 ——————— 5

ら

ラコサミド —————————— 201
ラムダ波 ——————————— 44, 48

り

律動、律動的 —————————— 15
律動性中側頭部放電 ————— 91, 171
リモンタージュ ————— 111, 113, 254
両側性独立性周期性一側性てんかん型発射
————————————— 57
両側性独立性周期性放電 ————— 57

れ

レベチラセタム ————— 201, 241
レム睡眠 —————————— 33, 36, 37

265

おわりに

　「はじめに」にも書きましたが、心電図と異なり脳波を独学で自習することはかなり困難で、最初は判読に習熟した先輩に手取り足取り教えてもらった上で、できれば実際の判読の様子を見学することが重要です。また脳波のスキルアップを目指すならば、最初に臨床情報は見ずに、性別と年齢だけで判読し、最後に脳波の判読結果と臨床情報を照らし合わせて矛盾点を見つけ出し、どこで間違ったか、あるいは合致しているかフィードバックすることが重要です。脳波の記録装置はアナログからデジタルになり、記録は随分容易になりましたが、判読手技自体はデジタル時代になってもアナログ時代と全く変わらないことも、脳波にとっつきにくい原因の一つになっていると思われます。

　脳波の判読手技を私が研修医の時に教えていただいた恩師は、九州大学名誉教授・加藤元博先生でした。先生は脳波の判読法を、何も知らない我々研修医に懇切丁寧に教えてくださいましたが、当時から基準電極導出法と双極導出法を平等に扱うこと、頭の中に電位をマッピングすること、モンタージュを変えて様々な方向から脳波を見ること、局所的な所見にとらわれずステップバイステップで手順を踏んで全体を判読すること、臨床医だからこそ単なる脳波の判読だけでなく、臨床所見を脳波から推定したり、臨床所見と脳波所見をあわせてコメントしたりすることなど、非常に有益な判読技術を教えていただきました。

　本文中にも書きましたが、初心者の研修医でもステップバイステップで判読すれば、時間はかかっても相当な情報を得ることができます。実際、研修医あがりでまだまだ未熟だった私が、地方の中核病院に脳神経内科医として一人で赴任せざるを得なかった時、救急搬入される患者さんや病棟患者さんで神経画像検査上異常が見つからず診断がつかずに困っている症例の診断、意識障害のある患者さんの現状把握や予後の予測などに、脳波判読がどれほど役に立ったかわかりません。私は脳波判読の専門医ではありませんが、脳神経内科専門医として時間がかかっても脳波をきちんと判読することで、随分脳波に助けられた経験をしました。

　今でも研修医時代の病棟のカンファレンスルームで、加藤元博先生が紙記録の脳波を1枚1枚めくりながら、「なーんか隙あらば悪いことしちゃろ、ちゅう感じの脳波やね」などと、ユーモアたっぷりな博多弁ならぬ福岡弁で私たちにレクチャーしてくださった日々を思い出します。その御恩の何分の一かでも脳神経系を扱う臨床医の先生方に還元できればと思い、この本を上梓することができたのは喜ばしい限りです。

古谷博和

謝　辞

　本書の企画、編集では長期間にわたり、金芳堂編集部 西堀智子氏に多大なる御協力をいただきました。また高知大学医学部脳神経内科学教室 松下拓也教授と教官の大﨑康史先生、森田ゆかり先生、橋本 侑先生、同・脳神経外科学講座 上羽哲也教授、同・神経精神科学講座 數井裕光教授には多くの症例をご提供いただき感謝致します。

　さらに脳波カンファレンスの際に素朴な疑問を投げかけていただき、本書の Q&A の項を作るきっかけとなった高知大学医学部脳神経内科学教室の医局員の先生方（大津留 祥、永松秀一、西川由賀、古島朋美、勝賀瀬智大、吉本大治、寺田朋未、池 加子 諸先生）、脳波の記録に便宜をはかっていただいた高知大学医学部附属病院検査部生理検査部門の方々に深謝いたします。

　これらの方々の御協力によりこの本は完成致しました。この場を借りて御礼申し上げます。

令和 7 年 1 月吉日
前・高知大学医学部脳神経内科学教室　教授
医療法人つくし会　南国病院　脳神経内科顧問
社会医療法人天神会　古賀病院 21　脳神経内科
古谷博和

九州大学　名誉教授
福岡国際医療福祉大学医療学部視機能訓練学科・教授
飛松省三

著者プロフィール

古谷博和（ふるやひろかず）

前・高知大学医学部脳神経内科学教室　教授
医療法人つくし会　南国病院　脳神経内科顧問
社会医療法人天神会　古賀病院 21　脳神経内科

略歴
1982 年 3 月　　　鹿児島大学医学部医学科卒業
1982 年 6 月　　　九州大学医学部附属病院神経内科医員
1983 年 12 月　　国立別府病院神経内科医師
1984 年 12 月　　九州大学医学部附属病院神経内科医員
1985 年 4 月　　　九州大学大学院医学研究科内科系専攻 博士課程入学（遺伝性神経疾患専攻）
1989 年 3 月　　　同・博士課程卒業〔医学博士（内科学）〕
1990 年 4 月～ 1993 年 3 月　　　米国国立衛生研究所〔National Institute of Health（National Cancer Institute）〕訪問研究員（遺伝子工学専攻）
1993 年 4 月　　　九州大学医学部附属病院・助手（神経内科）
1996 年 4 月　　　九州大学医学部・助手講師（神経内科）
1998 年 4 月　　　大牟田労災病院神経内科部長
2000 年 6 月　　　九州大学大学院医学研究院 神経内科学講座・講師
2001 年 5 月　　　九州大学大学院医学研究院内科学講座神経内科学講座・助教授
2004 年 4 月　　　国立病院機構　筑後病院　神経内科医長
2004 年 12 月　　国立病院機構　大牟田病院 神経内科医長
2008 年 4 月　　　国立病院機構　大牟田病院　臨床研究部長
2013 年 9 月　　　高知大学医学部老年病・循環器・神経内科学講座神経内科教授
2016 年 4 月　　　高知大学医学部脳神経内科学教室教授
2022 年 4 月　　　同・退職、高知大学医学部脳神経内科学教室特任教授
2023 年 4 月　　　医療法人つくし会　南国病院　脳神経内科顧問
2024 年 7 月　　　社会医療法人天神会　古賀病院 21　脳神経内科
現在に至る

〈専門〉
臨床神経学、遺伝性神経疾患、分子生物学

〈所属学会〉
日本内科学会（内科認定医）、日本脳神経内科学会（脳神経内科専門医）、日本神経治療学会、分子生物学会、米国神経学会（American Neurological Association）（会員）

飛松省三（とびまつしょうぞう）

福岡国際医療福祉大学・医療学部・視能訓練学科・教授（九州大学名誉教授）

略歴
1979年3月　　九州大学医学部卒業
1983年2月　　九州大学医学部脳研神経内科助手
1985年10月　医学博士、シカゴ・ロヨラ大学医学部神経内科客員研究員
1987年11月　九州大学医学部脳研生理助手
1991年4月　　同脳研臨床神経生理講師
1999年12月　同大大学院医学系研究科脳研臨床神経生理教授
2020年4月　　福岡国際医療福祉大学医療学部視能訓練学科教授
　　　　　　　九州大学名誉教授
現在に至る

〈名誉会員〉
日本臨床神経生理学会、日本てんかん学会、認知神経科学会、日本ヒト脳機能マッピング学会

〈著書〉
「ここに目をつける！ 脳波判読ナビ、第2版」（南山堂、2021）
「イラストレイテッド 脳波1・2・3 波形の診かた、考え方」（金芳堂、2022）

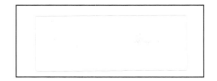

※PWはシール下に記載されておりますので剥がしてご使用ください。

独習！　フローチャート式デジタル脳波判読法

2025年1月31日　第1版第1刷 ©

著　者	古谷博和　FURUYA, Hirokazu
	飛松省三　TOBIMATSU, Shozo
発行者	宇山閑文
発行所	株式会社金芳堂
	〒606-8425 京都市左京区鹿ケ谷西寺ノ前町34番地
	振替　01030-1-15605
	電話　075-751-1111（代）
	https://www.kinpodo-pub.co.jp/
装丁・組版	naji design
印刷・製本	シナノ書籍印刷株式会社

落丁・乱丁本は直接小社へお送りください．お取替え致します．

Printed in Japan
ISBN978-4-7653-2024-5

JCOPY ＜(社)出版者著作権管理機構　委託出版物＞
本書の無断複写は著作権法上での例外を除き禁じられています．複写される場合は，そのつど事前に，(社)出版者著作権管理機構（電話 03-5244-5088，FAX 03-5244-5089，e-mail：info@jcopy.or.jp）の許諾を得てください．

● 本書のコピー，スキャン，デジタル化等の無断複製は著作権法上での例外を除き禁じられています．本書を代行業者等の第三者に依頼してスキャンやデジタル化することは，たとえ個人や家庭内の利用でも著作権法違反です．